我的脊椎
修护攻略

颈胸腰核心运动

My Spine
Recovery

温建民 / 编著
著名骨科专家
中国中医科学院 博士后导师

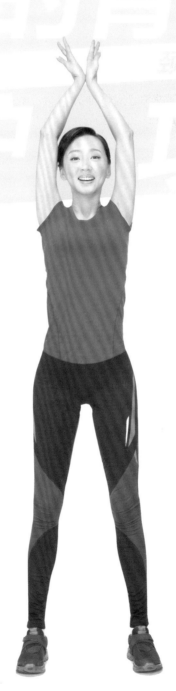

U0346882

中国轻工业出版社

图书在版编目（CIP）数据

我的脊椎修护攻略：颈胸腰核心运动 / 温建民编
著. —北京：中国轻工业出版社，2016.1
ISBN 978-7-5184-0749-1

Ⅰ.①我… Ⅱ.①温… Ⅲ.①脊柱病 – 防治 – 运动
保健 Ⅳ.①R681.5

中国版本图书馆CIP数据核字（2015）第301528号

策划编辑：孙　昕　柳　青　卢　晶
责任编辑：孙　昕　　　责任终审：张乃柬　　　封面设计：奇文云海
版式设计：锋尚制版　　责任监印：马金路

出版发行：中国轻工业出版社（北京东长安街6号，邮编：100740）
印　　刷：北京博海升彩色印刷有限公司
经　　销：各地新华书店
版　　次：2016年1月第1版第1次印刷
开　　本：710×1000　1/16　印张：11
字　　数：200千字
书　　号：ISBN 978-7-5184-0749-1　定价：39.8元
邮购电话：010-51017015　传真：65128352
发行电话：010-85119835　85119793　传真：85113293
网　　址：http://www.chlip.com.cn
Email：club@chlip.com.cn
如发现图书残缺请直接与我社邮购联系调换
151112S2X101ZBW

推荐语

不知道从什么时候开始，我常常感觉身体活动得不自如，仰头也好，回眸也罢，脖颈总是发出"咔咔"的声响，听着惊心，仿佛冬日里的枯树枝被大雪压得抬不起头。每当伏案久了，腰便觉得酸软，而年少时只需伸个懒腰便可灵活起来的身体，如今却如同冻僵的蛇，怎么休息也缓不过劲儿来。从小我便习惯单肩背包、背琴，走长长的路去学校；喜欢仕女图里美人歪头托腮的姿态。身随意动，自己也养成了歪头托腮的习惯，无论是看书，还是想事情，都要歪个头托个腮才觉得舒服。这样做的后果便是现在站立时歪头扭身，肩膀一边高一边低，想直也直不起来了。

我渐渐成了医院按摩科和我家周边按摩院的常客，按摩师一边手上用力按得我"嗷嗷"叫，一边嘴里不停地念叨着"颈椎不太好啊……胸椎也不太好啊……哎呀，腰椎也不好啊……年纪轻轻的姑娘怎么脊椎这么糟啊……"。这情景让忍受身体疼痛的我更加无地自容。

然而按摩也不是长久之计。刚按完时的确能舒服，但过不多久，就又难受了。就像小河塘的死水，每每治理后清澈流动个几日，转眼又淤滞不前。再后来，在某天揽镜臭美之时，我发现我的鼻梁也不正了——原来，脊椎正则鼻正，脊椎歪则鼻歪。老天！关乎门面的事，岂可掉以轻心？

一个偶然的机会，经朋友介绍，我结识了中国中医科学院望京医院的温建民教授。常年研究脊柱病的温教授编写了一本专门针对脊椎病患者的《我的脊椎修护攻略——颈胸腰核心运动》，这对我来说，可真是"久旱逢甘霖"！我试着做了做书里介绍的锻炼方法，发现动作很简单，有点类似瑜伽，安静易行，不需要太大的运动量，效果却着实不错，几次下来，脊柱的不适舒缓了不少，真是神奇！

也难怪，人体本是运转复杂的神奇机器，与其通过外力修复，不如启动自身的力量。温教授有渊博的专业学识和丰富的临床经验，书中所讲都是他总结出的适合大多数人的有效方法，让它们引领我们开启自身的"洪荒之力"，修护我们的脊椎吧！

　　正所谓：授人以鱼不如授人以渔。与其来回奔波于医院排队看病，倒不如好好学学这套颈胸腰核心运动，在工作劳累之时做一做，既安全便捷又经济实惠，岂不快哉！

　　我们这代人，不是在书桌前成长，就是在办公桌前成熟，就连休息也是在电脑桌前度过，常年埋头躬腰，没有脊椎病，难啊！听说，现在像我这样有脊椎病的年轻人已不在少数！

　　独乐乐不如众乐乐，我很高兴在本书里演示温教授的"颈胸腰核心运动"，和大家共同学习，共同锻炼。愿健康美丽，常伴诸君左右！

闵春晓

2016年1月　于北京

（演员　中国电影表演艺术学会会员

第14届电影表演艺术学会金凤凰"新人奖"得主）

目 录

CHAPTER

目 录

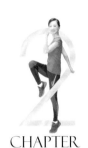

CHAPTER

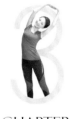

颈胸腰核心运动
——让脆弱的脊椎强健起来 // 57

CHAPTER

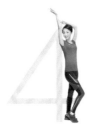

运动前后，别忘了拉伸 // 135

4

CHAPTER

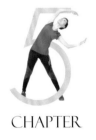

修护脊椎的小帮手 // 159

CHAPTER

颈胸腰核心运动索引 // 164

本书第三章和第四章使用说明

飞鸟展翅
——手脚并用，为胸部注入更多能量

[功效作用] 介绍本节练习可锻炼到的身体部位、意义和效果，可以根据这部分内容寻找自己所需。

功效
作用

这套动作能让身体很多部位的肌肉群得到锻炼，例如胸部、背部、腰部、臀部和大腿部的肌肉。在做展翅的动作时可以扩展胸部，扩大胸腔，在活动胸椎的同时，也能增强肺部的吐纳功能，有效缓解胸背僵痛、胸闷气短的症状。

[锻炼次数] 告诉您动作的节拍数，以及每天推荐的运动次数。

锻炼
次数

每组动作做2个8拍，每次2组动作各做1遍，每天做1~2次。

分步
详解

第一组动作:

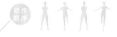

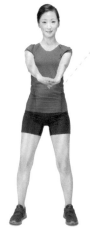

侧面图

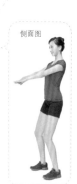

[动作顺序] 让您迅速了解动作次序。

站立姿势，双脚分开与肩同宽。双腿微屈，膝盖不要超过脚尖。双掌交叠举至腹前方，身体微向前倾，指尖向前。

[侧面图] 您可以从另一个视角观察模特的动作，更好地掌握正确的姿势。

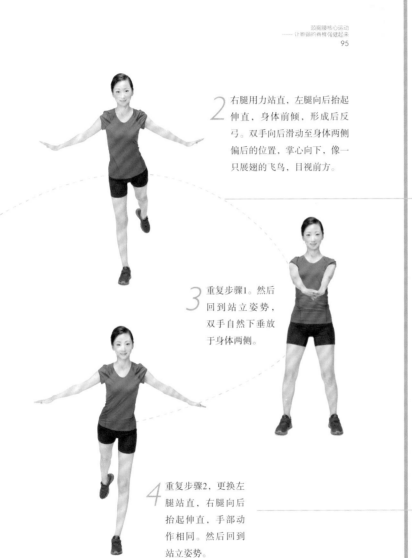

2 右腿用力站直，左腿向后抬起伸直，身体前倾，形成后反弓。双手向后滑动至身体两侧偏后的位置，掌心向下，像一只展翅的飞鸟，目视前方。

3 重复步骤1。然后回到站立姿势，双手自然下垂放于身体两侧。

4 重复步骤2，更换左腿站直，右腿向后抬起伸直，手部动作相同。然后回到站立姿势。

［虚线］请沿虚线按照自左向右的顺序，对照图片做动作。

［动作介绍］对姿势、要点的具体说明，可以先通过图片熟悉大概的姿势，再对照文字把握动作细节。只要抓住要点，就能事半功倍。

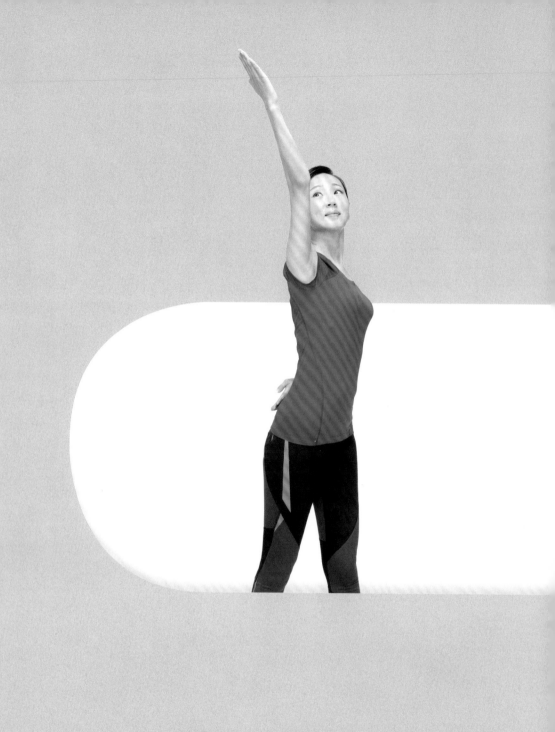

CHAPTER 1

一分钟搞明白
你脊椎的状况

脊椎正不正，从体形上就能看出来。脊椎健康的人往往身材挺拔，肩膀端正，姿态优美。脊椎出问题的人则多有驼背、肩膀高低不平、身体僵硬的烦恼。除此之外，脊椎方面的疾病还会牵累到内脏器官，造成内脏的疾病。

1 出现这些不适，说明你的脊椎出事了

经常落枕

落枕通常表现为睡前没有任何不适，睡醒后却感到颈部、背部酸痛，颈部活动不便。一般来说，落枕是因为睡觉姿势不正确或枕头高低不合适而导致的肌肉酸痛，不需要治疗，一两天就可以康复，但如果落枕频繁，就可能是脊椎出事了。

脊椎有一定的生理曲度，但由于我们没有正确地使用它，比如在电脑前一坐就是几个小时、低头玩手机、仰头看电视、趴着看书等，它的生理曲度会慢慢发生变化，变得僵直，过度前屈，颈椎的灵活性会因此下降，变得极易受伤。颈椎脆弱了，落枕的概率自然就变大了。

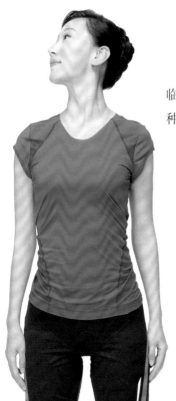

转脖子时发出"咔咔"声

久坐之后活动身体、转动脖子发出"咔咔"声，临床上称为颈椎"弹响"。"弹响"可以分为两种：一种是生理性弹响，另一种是病理性弹响。

生理性弹响：

在颈椎关节之间有一种负责润滑关节的液体，它含有氧气、氮气、二氧化碳等气体，这些气体极容易形成气泡。我们活动颈部时，气泡破裂，发出声响，就是生理性颈椎弹响，是正常的。

病理性弹响：

长期保持一个姿势，可能让关节发生移位，转动颈部时它们要回到原来的位置，就会发出

声响。这种弹响是病理性弹响。

除此之外，颈部肌肉过多运动或长时间保持静止状态导致损伤，局部出现尤菌性炎症，都使得颈椎关节之间的接触面变得不再光滑，从而发出弹响，也属于病理性弹响。

生理性弹响和病理性弹响该如何区分呢？

一般来说，我们转动脖子发出的弹响结束后，颈部的僵硬、酸痛得到有效缓解，属于生理性弹响；得不到缓解，并伴有头晕、四肢麻木等症状则属于病理性弹响。

听到生理性颈椎弹响不需要紧张，然而任其发展，就有可能转化成病理性颈椎弹响，变成颈椎病。

总觉得脖子、后背发凉

很多人总是感到脖子、后背发凉，即便是骄阳似火的夏季也是一样。造成这种情况的原因有很多，如感冒发热、缺铁、低血压、肩周炎，以及颈椎病。

颈椎病变可能会使颈椎的椎管容积缩小，也就是颈椎管狭窄，致使脊髓神经的空间和供血减少，造成脖子、后背发凉。还有部分人四肢也会发凉，这是因为负责调节血管舒张的交感神经被病变的脊椎关节压迫，造成皮肤血管收缩，从而皮肤发凉。

那么，该怎样判断是不是由颈椎病引发的脖子、后背发凉呢？这要看是否还伴随有四肢发冷发麻、眩晕、耳鸣、颈背部肌肉酸痛、僵硬等症状。如果在脖子、后背发凉的同时还出现其中一两种情况，就要提高警惕，多多关注我们的脊椎了。

保持一个姿势不动，很快感到僵硬、疼痛、酸胀

如果你出现了这些情况：

不管是站着，坐着，还是低头，仰头，甚至是目视前方，只要保持这个姿势十几分钟，脖子、后背就变得僵硬，有时伴有酸胀或疼痛。

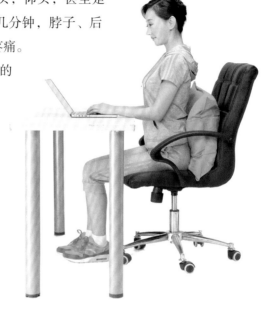

这些不适可能会通过几分钟的锻炼得到缓解，却很难彻底祛除。

如果你发现颈、背部僵硬、疼痛、酸胀的感觉逐渐加重，身体始终处于疲劳状态。

要注意，这可能是颈椎病的先兆。

长期姿势不良会对颈椎间盘、颈椎附近的肌肉、韧带等造成损伤，一开始只是颈部、后背肌肉过度紧张和劳损，慢慢则会发展成颈椎生理曲线改变，韧带松弛，颈椎小关节紊乱，使神经根受到压迫，从而造成僵硬、酸胀，甚至是疼痛。

当这些情况频繁出现时，就有必要强迫自己进行锻炼。要知道，这个时期属于颈椎病初期，通过改变不良姿势，并辅以一定的脊椎运动，是可以有效缓解并消除这些症状的。

脖子总是歪向一侧

你是否留意到，在看电视或对着电脑工作时，你的脖子会不自觉歪向一边，或者一定要手托腮才觉得舒服。如果有，就要多关注一下脊椎的健康了。

理论上讲，脖子歪向一侧有两种可能，一种是先天性斜颈，另一种是痉挛性斜颈。我们要关注的是痉挛性斜颈。

痉挛性斜颈，也被称为神经性斜颈，主要表现为颈部肌肉一侧受累，受累肌肉强制性收缩，头向该侧歪斜。

导致痉挛性斜颈的原因有很多，遗传因素、精神因素、药物因素、外伤、神经递质紊乱等，以及颈椎病。

颈椎的退行性病变，可能让颈椎和周围组织的平衡失调，造成肌肉一侧受累，头部不自觉歪向患病的一方的状况。而一旦习惯了将脖子歪向一侧，另一侧的肌肉就只能被动拉伸，颈椎小关节也只能在过大或过小的范围内活动，让已经失衡的软组织更加疲劳，从而加重颈椎病。

在发现脖子习惯性歪向一侧的时候就提高警惕，及早进行颈椎的功能锻炼，是有希望让颈椎恢复正常的。

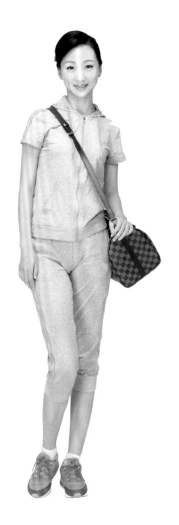

经常闪到腰

可能你觉得闪腰这种"意外"不是病，通常卧床休息一段时间就会康复。的确，从医学角度来讲，闪腰也称急性腰扭伤，如果偶尔发生，是可以通过休息或康复治疗等手段恢复的。但如果经常闪到腰，而且只是做了一些小幅度的动作，比如打喷嚏，都会闪腰，就需要提高警惕了。

频繁闪腰，证明腰椎部位的软组织已经受到损伤，而造成这种损伤的重要原因之一就是久坐、久站。

长期保持一种姿势，腰椎要承受身体的大部分重量，如果姿势不正确，腰部过于弯曲，久而久之就会破坏腰椎间盘的稳定结构，同时也使腰椎部位的软组织受到损害。

在这个时候，单纯地躺着休息只能暂时缓解不适。所以，除了积极地进行物理治疗外，我们还应该通过针对腰部的运动让腰椎、腰肌变得强大。

反反复复地腰痛

腰痛久治不愈，或反复发作，可能是出现了腰肌劳损。造成腰肌劳损的原因主要有：急性腰肌扭伤没有得到及时、有效的治疗；长期反复过度运动和使用腰部，比如久坐、久站、反复弯腰搬抬重物，这样会让腰肌持续紧张，致使腰部肌肉及其附着点旁的韧带、骨膜、筋膜产生炎症。

怎样判断是否为腰肌劳损？

腰肌劳损的疼痛主要集中在腰背部，在久坐、负重时，患者会感到明显的疼痛，休息一晚后疼痛减轻。严重时卧床休息不仅无法缓解疼痛，还会让疼痛加剧。

所以要经常变换姿势，采用正确的坐、卧、立、行姿势。

大腿外侧皮肤有针刺样疼痛，碰不得

我们知道，脊椎有了问题，最先出现症状的是颈部和腰背部。我们不知道，还有些症状也代表脊椎有问题，比如，大腿外侧皮肤有针刺样疼痛。

这种疼痛的学名是股外侧皮神经炎，又称为感觉异常性股痛，最大的特点就是大腿外侧皮肤像被针刺一般疼痛，严重时连碰一下都是锥心之痛。

在临床实践中，脊椎增生性骨关节病、强直性脊柱炎、腰椎间盘病变等都可以刺激股外侧皮神经，导致炎症的发生，使其出现疼痛。

当然，还有一些原因会引起股外侧皮神经炎，比如糖尿病、肥胖、痛风、风湿热、流感。

总之，要判断疼痛是否由脊椎病变引发，就要看颈部、腰背部、臀部是否还有僵硬、疼痛。

臀部、腿部针刺样地痛

如果坐久了会感到臀部和腿部针刺样疼痛，有时伴有灼烧感，到了夜晚加剧，你可能被坐骨神经痛缠上了。

　　如何判断是否是坐骨神经痛？

　　坐骨神经痛带来的疼痛集中在臀部和大腿后侧，或是从腰背部开始疼痛，一直向下放射到腘窝、小腿外侧和足背。

　　坐骨神经痛是由于坐骨神经局部及周围的结构产生病变，从而压迫或损害到了坐骨神经。它一般属于继发性疾病，病因明显，常由久坐、弯腰负重和劳累过度造成的。

　　在医学上，坐骨神经痛可以分成两类，一是根性坐骨神经痛，多数由腰椎间盘突出症引起；二是干性坐骨神经痛，主要由骶髂关节炎、梨状肌综合征引起。

2 脊椎主要由颈椎、胸椎、腰椎等部分组成

说起脊椎，很多人想到的都是长在我们后背中间的那条骨头，实际上，脊椎大致由颈椎、胸椎、腰椎、骶椎和尾椎五部分组成，包括7块颈椎、12块胸椎、5块腰椎、5块骶椎和4块尾椎（成年人骶椎和尾椎各融合为一块骨头）。

因为骶椎和尾椎已融合为一整块骨板，很少发生活动。所以，我们养护脊椎主要指养护颈、胸、腰三部分的脊椎。本书中的"颈胸腰核心运动"，也是重点围绕这三个部位设计的锻炼动作。由于是"核心运动"，可以达到事半功倍的效果，请一定认真坚持下来。做的时候，不需要一口气全做完，你可以只挑自己喜欢的动作做，但最好颈、胸、腰三部分都顾及到。

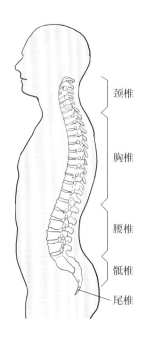

健康的脊椎长这样

这二十几块椎骨由椎间盘的纤维软骨盘和椎间关节相连，中央是椎管，主要负责保护脊髓、支撑身体。

健康的椎骨应该是直的，却又并非笔直，而是有10°以内的弯曲，从侧面看，偏S形，并有4个非常重要的生理弯度，即向前凸的颈部生理弯曲和腰部生理弯曲，向后凸的胸部生理弯曲和骶部生理弯曲。

这4个生理弯度和人体重心息息相关，一旦发生改变，脊椎就会受到非正常的压迫，发生病变。

脊椎还承担着运动功能，每个椎关节之间的关节面也不完全一样。颈椎关节的关节面是倾斜的平面，椎间盘厚实有弹性，有利于支撑颈部，保证颈部能顺利地向前后左右屈伸，做出旋转、环转等幅度较大的运动。

连接胸椎和肋骨的椎间盘就相对较薄，所以，我们胸部能做的动作幅度也十分有限。

腰部的椎间盘比颈部的薄、比胸部的厚，所以我们的腰部虽然能做一些大幅度动作，比如前弯、后仰，却没有颈部那么灵活。

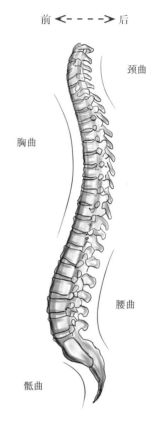

前 ← - - - → 后

颈曲

胸曲

腰曲

骶曲

3 这些都是脊椎病变造成的

脊椎的病变往往直接体现为脊椎生理弯度的异常，脊椎不好的人身体姿态也会有很大问题，比如，头总是歪向一边，肩膀一高一低，驼背等，非常影响美观。

和活动能力有限的胸椎相比，颈椎和腰椎更加灵活，磨损的程度更重，发生疾病的概率也更大。再加上脊椎会随着我们年龄的增长而发生不可逆转的老化，如果平时疏于对脊椎的保护，脊椎就会提前老化，甚至发生病变。

脊椎病大多发生在颈椎和腰椎上，椎间盘、韧带、肌肉、椎骨都是常见的病变部位，病变后，脊髓、脊神经、血管等会受到牵连，出现局部疼痛、麻木、眩晕、恶心、四肢无力、心悸等病症。

不同部位的椎骨病变，引起的病症不一样，我们也可以通过病症来大致推测病变的部位。让我们分别看一下颈椎、胸椎、腰椎的病变会导致怎样的病症。

颈椎病变

颈椎病变引起的病症相对复杂，大家可以参考下面这个表，对自己的颈椎有个大致的了解。

不同颈椎段病变对应的病症一览表

病变的颈椎段	病变所引发的病症
第1颈椎段	头痛、眩晕、视力下降、记忆力减退、血压升高等
第2颈椎段	偏头痛、眩晕、耳鸣、胸闷、扁桃体炎、腮腺炎、鼻窦炎等

续表

不同颈椎段病变对应的病症一览表

病变的颈椎段	病变所引发的病症
第3颈椎段	咽喉炎、咽喉部异物感、颈肩酸痛、呼吸不畅、甲状腺功能亢进等
第4颈椎段	肩酸痛、牙痛、三叉神经痛、胸闷气短、甲状腺功能亢进等
第5颈椎段	咽喉炎、气管炎、心悸、哮喘、手臂酸痛麻木等
第6颈椎段	肩酸痛、手腕酸痛、上臂酸痛、低血压、心律失常等
第7颈椎段	手臂外侧、中指、无名指皮肤麻木和肌肉酸麻、心律失常、低血压等

胸椎病变

胸椎如果发生病变，可能会影响到心、肺、肝、胆、胰、脾、胃、食道，出现心慌、心悸、胸痛、胸闷、背痛、肩臂和手酸麻，甚至患上食道炎、支气管炎、肺炎、胆囊炎、胆结石、胰腺炎、脾肿大、胃炎、十二指肠溃疡等疾病。

腰椎病变

腰椎病变产生的症状都集中在下半身，比如，腰部持续性钝痛、腰部肌肉突发性痉挛、下肢麻木伴有疼痛、下肢无力伴间歇性跛行、下肢发凉怕冷、下肢电击样剧痛等。

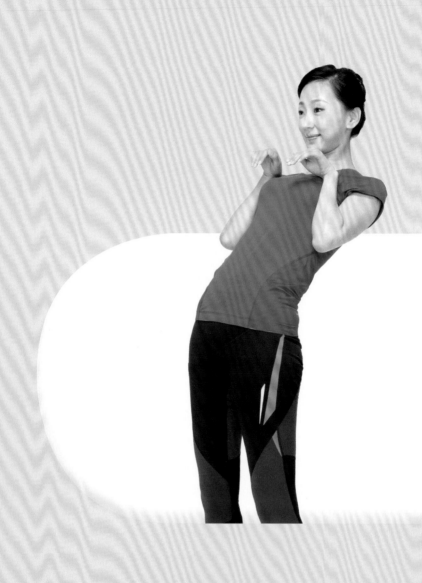

CHAPTER 2

生活里的一点一滴，正在伤害脊椎

脊椎病在很多时候是一种"生活习惯病"，所以，不管是预防脊椎病，还是缓解脊椎造成的疼痛、避免病情恶化，都必须先从生活细节入手。

"怎么舒服就怎么待着"是一种非常糟糕的观念，从今天开始，就要有意识地提醒自己，用正确的姿势站、立、卧、行。

1 肥胖不只影响美观，它还是伤害脊椎的"幕后黑手"

65%的腰椎间盘突出症都和肥胖有关。过重的体重会让人体的重心在不知不觉中发生前移（如下图所示），加重腰椎的负担，造成腰椎滑脱、椎间盘受损，时间长了，腰椎间盘突出症就发生了。

患者一开始可能只感到腰部活动不灵便、腰部疼痛，随着时间的推移，这些不适会越来越严重，甚至完全打乱你的生活节奏。生活中，有不少人都因为这种病而无奈地放下工作，三天两头往医院跑，甚至还要休长期病假接受手术治疗。

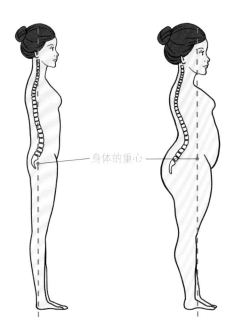

身体的重心

瘦人和胖人的脊椎曲度对比图
（左图为瘦人，右图为胖人）

如果你的体重超过了正常值，且不时感到腰酸背痛，那你一定要提高警惕，一方面控制热量的摄入，积极减重；另一方面坚持每天做几套颈胸腰核心运动。

对肥胖的人而言，腰椎的所有关节都会因为负载过重的体重而严重磨损，加速老化。随着身体重心的前移，人的上半身会向后倾斜，腰椎更加向前弯曲，颈椎向后弯的角度则加大，使这些脊椎间的椎间盘承受的压力前后不均，椎关节的结构由此受到不同程度的损害。

更可怕的是，肥胖会导致脊椎病变，脊椎的病变又会刺激交感神经，导致内分泌功能失调，垂体、甲状腺、肾上腺功能失调，影响生长激素的正常分泌，减慢新陈代谢的速度，造成脂肪的不断堆积，加重肥胖，形成恶性循环。这一点在腰椎间盘突出症患者身上尤为明显。也就是说，腰椎间盘突出症患者比正常人更容易发胖。

由此可见，肥胖和脊椎病已相互产生恶劣影响。

2 坐、卧、立、行，姿势错了，脊椎就毁了

· 平卧的姿势

大家都有过这样的经验，如果哪天睡觉的姿势不对，或床铺太软，我们非但不能通过睡眠缓解疲劳，起床后还会感到腰酸背痛，甚至感到比睡觉之前还累。这是因为糟糕的睡姿会让脊椎长时间处在紧张状态，阻碍腰背部位的血液循环。

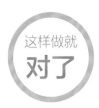

这样做就**对了**

仰卧的姿势

双腿自然分开，脚尖朝斜上方15°角，如果感到腰部酸痛，可以在膝关节下垫一个枕头，减轻腰部压力。

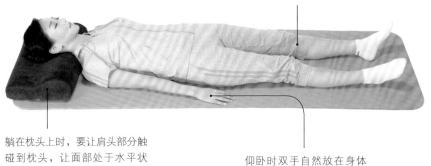

躺在枕头上时，要让肩头部分触碰到枕头，让面部处于水平状态，避免下巴回缩或上翘。

仰卧时双手自然放在身体两侧，与骨盆距离约一拳。

侧卧的姿势

侧卧时，头部和脊椎应在
同一水平线上；耳朵和肩
膀保持一定的距离。

骨盆和腿部尽量保
持在同一水平线上。

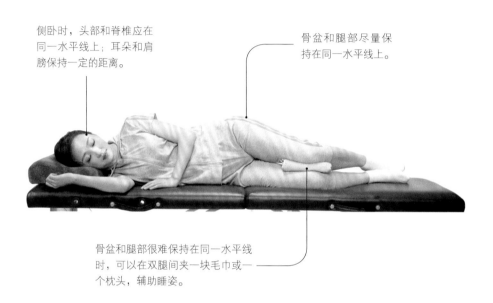

骨盆和腿部很难保持在同一水平线
时，可以在双腿间夹一块毛巾或一
个枕头，辅助睡姿。

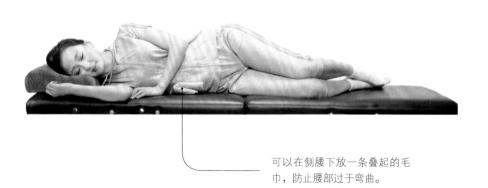

可以在侧腰下放一条叠起的毛
巾，防止腰部过于弯曲。

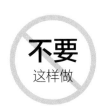

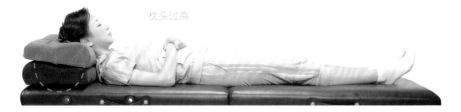

枕头过高

枕头过低

❶ 枕头的高度要合适，太高会使颈椎向前屈，太低又会使颈椎向后仰。仰卧时枕高应约为一拳，侧卧时枕高应约为一拳半。那么不枕枕头可以吗？不枕枕头时头会后仰，嘴巴自然张开，时间长了会感到口干舌燥、咽喉疼痛，甚至还会引起打鼾而影响睡眠。

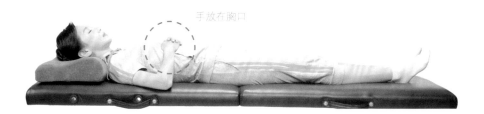

手放在胸口

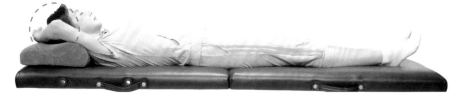

手过头顶

❷ 手臂高举过头顶，会伤害肩关节、斜方肌和三角肌，并对胸腰椎造成压力。手臂放在胸口，会压迫心脏，引起胸闷、多梦等症状。

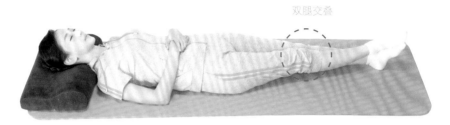

双腿交叠

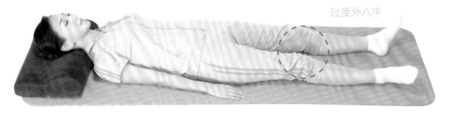

过度外八字

❸ 双腿交叠会让盆骨变形。双腿呈内八字或过度外八字，则会影响膝关节健康，增加患关节炎的概率，引发腰部不适。

趴着睡

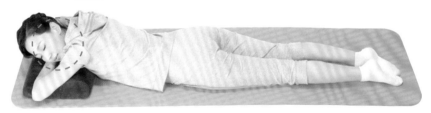

❹ 双手放在头下趴着睡，会增加腰部压力，同时使颈部歪斜，诱发落枕。

扭着睡

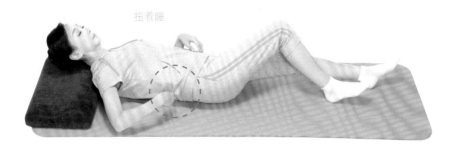

❺ 身体扭曲着睡，会让腰部、腿部的肌肉一直处于紧张状态，引起腰部、腿部的疼痛。

· 起床的姿势

在我国，每5个人中，就有1个人在过去半年内感到过颈部、腰背部疼痛。导致疼痛的常见原因除了睡姿不正确外，还有起床姿势不正确。不良的起床姿势很可能让腰背部肌肉拉伤，甚至造成关节错位。

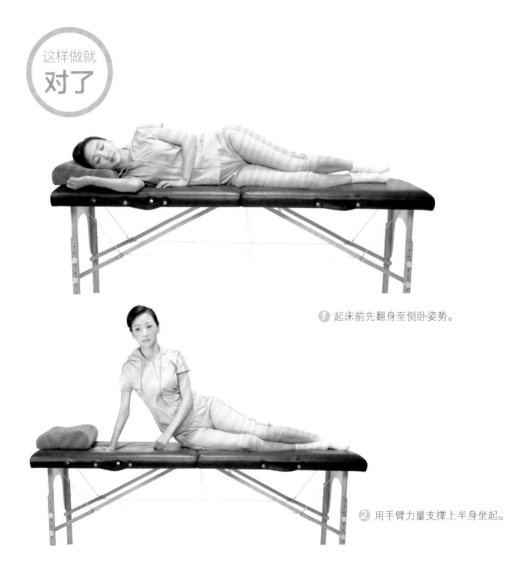

❶ 起床前先翻身至侧卧姿势。

❷ 用手臂力量支撑上半身坐起。

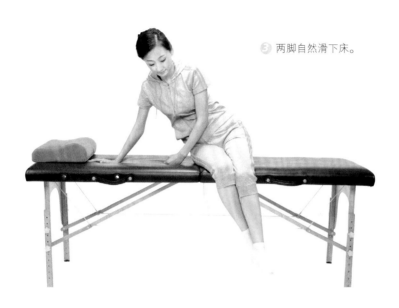

❸ 两脚自然滑下床。

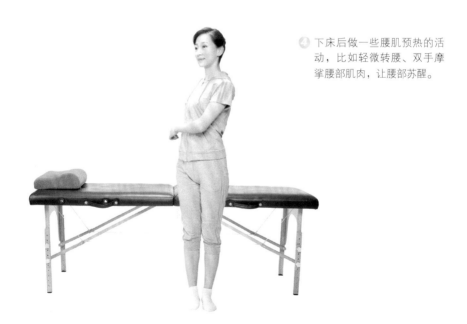

❹ 下床后做一些腰肌预热的活动，比如轻微转腰、双手摩挲腰部肌肉，让腰部苏醒。

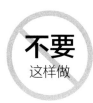

不要
这样做

① 从仰卧直接起身，腰部瞬间
　用力很容易拉伤。
② 快速坐起，也会让腰部在瞬
　间承受较大的力量，可能会
　拉伤背部肌肉。

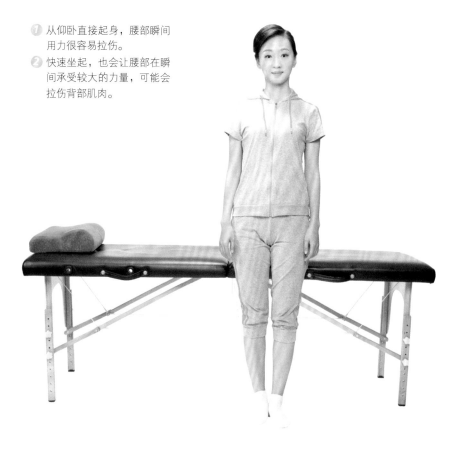

·工作、学习的姿势

现在的上班族，有相当一部分人，每天至少要在电脑前坐8个小时。因为工作忙，平时也没有时间做运动，如果坐姿再不正确，很容易患上脊椎方面的疾病。

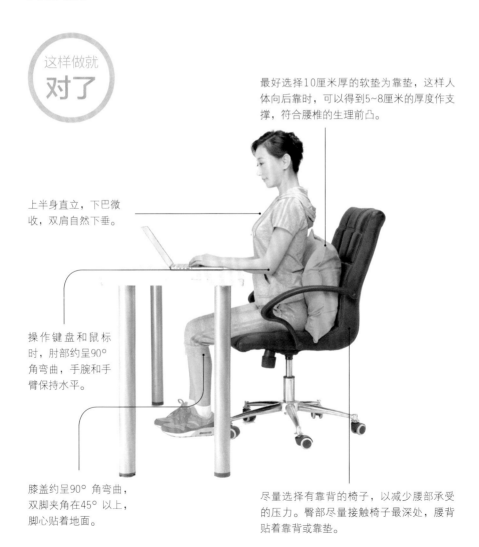

这样做就
对了

最好选择10厘米厚的软垫为靠垫，这样人体向后靠时，可以得到5~8厘米的厚度作支撑，符合腰椎的生理前凸。

上半身直立，下巴微收，双肩自然下垂。

操作键盘和鼠标时，肘部约呈90°角弯曲，手腕和手臂保持水平。

膝盖约呈90°角弯曲，双脚夹角在45°以上，脚心贴着地面。

尽量选择有靠背的椅子，以减少腰部承受的压力。臀部尽量接触椅子最深处，腰背贴着靠背或靠垫。

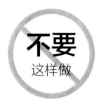

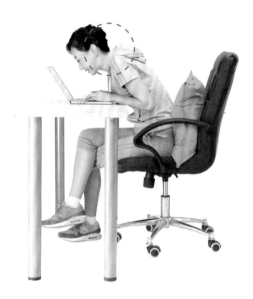

❶ 向前伸头，会导致颈椎僵硬。

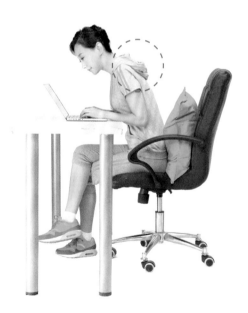

❷ 弓背。背不自觉向后弓，会压迫颈部、胸部的脊椎关节，致使胸椎向后弯曲变形。

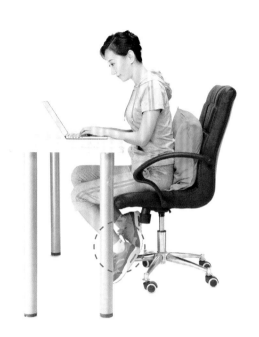

③ 双脚脚跟抬起。身体重量会通过脊椎压在椅
子上，增加脊椎的负担。

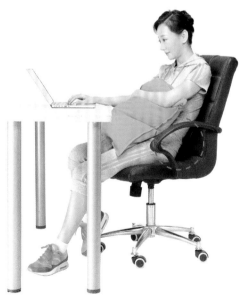

④ 坐姿扭曲，身体下滑。易导致腰、背疼痛，
双腿发麻。

· 坐着休息的姿势

说起坐在椅子上休息，很多人觉得既然是休息，当然是怎么舒服就怎么坐着了。其实不然，错误的休息坐姿不但无法让你放松身心，还会让你的身体僵硬酸痛，情绪焦虑。

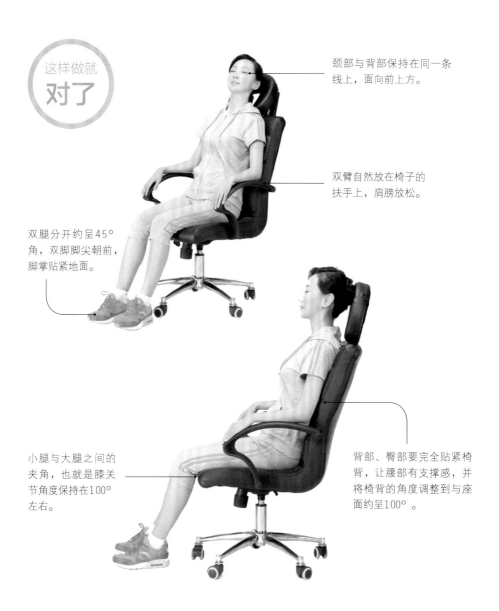

这样做就
对了

颈部与背部保持在同一条线上，面向前上方。

双臂自然放在椅子的扶手上，肩膀放松。

双腿分开约呈45°角，双脚脚尖朝前，脚掌贴紧地面。

小腿与大腿之间的夹角，也就是膝关节角度保持在100°左右。

背部、臀部要完全贴紧椅背，让腰部有支撑感，并将椅背的角度调整到与座面约呈100°。

不要
这样做

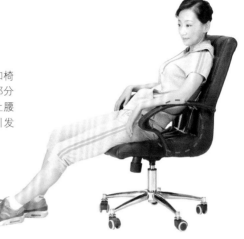

① 身体向下滑落，臀部向前，腰部和椅背之间有距离，只有肩部和上半部分的背靠在椅背上。这样的姿势会让腰部因缺乏支撑而变得更加紧张，引发腰酸背痛。

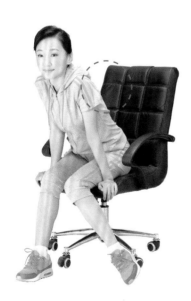

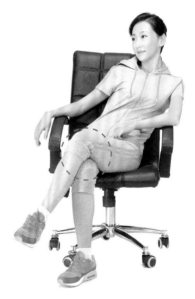

② 身体前屈，肩部、颈部、头部都跟椅背有距离。这样只会让肩、颈、背部更加疲劳，僵硬、酸痛会随之而来，并因缺少背部对体重的分担而让腰部的疲劳感加剧。

③ 跷二郎腿。这样的坐姿可能会让人感到舒适，但总是这样坐则会让骨盆变得一高一低，引发骨盆疼痛，进而影响到双腿的活动。

· 站起来的姿势

　　腰部、背部以及膝关节有问题的人，在从坐姿变换到站姿时，动作一定要慢。如果手边有东西可以扶，最好扶稳后再起身，以减少腰部和膝关节承受的压力。

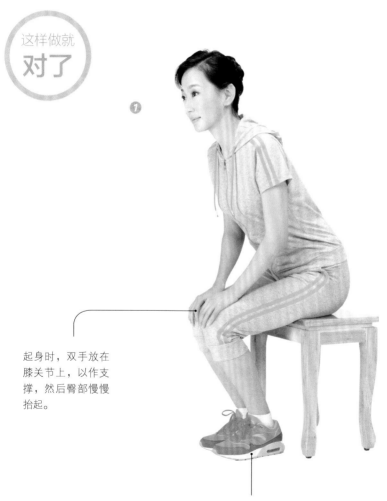

这样做就
对了

起身时，双手放在膝关节上，以作支撑，然后臀部慢慢抬起。

脚放在膝关节较后的位置，也就是膝盖要超过脚尖，这样起身时，是大腿肌肉在用力，减轻了膝关节的压力。

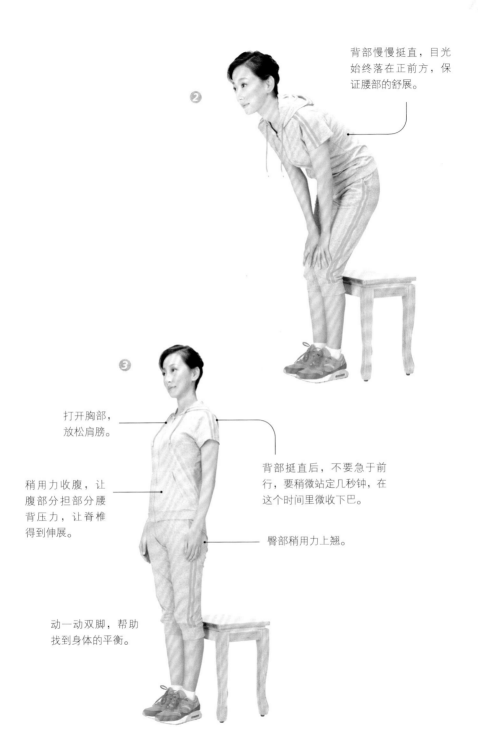

背部慢慢挺直，目光
始终落在正前方，保
证腰部的舒展。

打开胸部，
放松肩膀。

背部挺直后，不要急于前
行，要稍微站定几秒钟，在
这个时间里微收下巴。

稍用力收腹，让
腹部分担部分腰
背压力，让脊椎
得到伸展。

臀部稍用力上翘。

动一动双脚，帮助
找到身体的平衡。

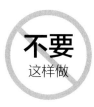

不要
这样做

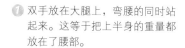
❶ 双手放在大腿上，弯腰的同时站
起来。这等于把上半身的重量都
放在了腰部。

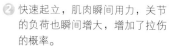
❷ 快速起立，肌肉瞬间用力，关节
的负荷也瞬间增大，增加了拉伤
的概率。

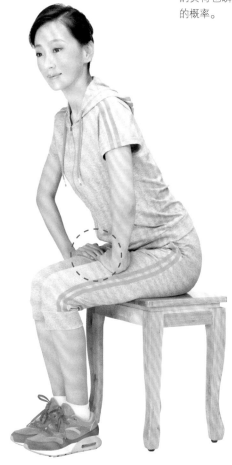

· 站立的姿势

几乎所有形体教练都会反复强调站姿要端正。站姿端正会让我们看起来挺拔、优雅，个子更高挑，也大大有利于我们脊椎的健康。但要做到"站得端正"却并不容易，不信的话，可以在全身镜前观察自己的站姿，有时候，你觉得自己站直了，但镜子里的你，身体却是歪斜的。这一方面可能和你的站立习惯有关，有些人会习惯性地将身体重心放在某一条腿上，一方面也可能因为你的脊椎已经有了病变。不管怎样，你都必须注意你的站姿，尽可能站得端正，避免给脊椎施加额外的压力。

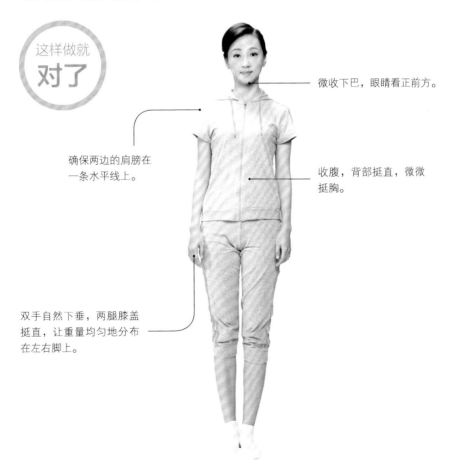

这样做就
对了

微收下巴，眼睛看正前方。

确保两边的肩膀在
一条水平线上。

收腹，背部挺直，微微
挺胸。

双手自然下垂，两腿膝盖
挺直，让重量均匀地分布
在左右脚上。

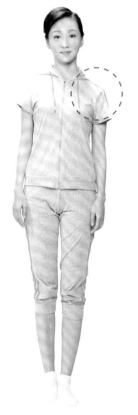

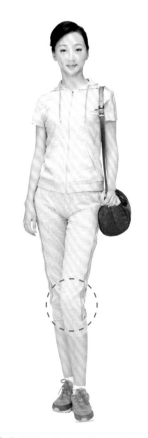

❶ 头偏向一侧，肩膀一高一低。 ❷ 身体重心偏向一侧，膝盖弯曲，身体要么向一侧歪斜，要么小腹前凸。

>> 小贴士

　　如果站姿端正，从侧面看，你的耳垂、肩膀、胯骨、脚踝是在一条直线上的。可以通过靠墙站来练习站姿。练习的时候，要让头部、肩部、臀部、脚后跟都尽量贴着墙壁。

· 走路的姿势

　　每个人走路的姿势都不一样，有的人昂首挺胸，脚步轻快；有的人弯腰驼背，无精打采；有的人脚呈"外八字"，有的人脚呈"内八字"；有的人拖着脚走，也有的人挺着肚子走。殊不知，在走路时，姿势正确可以让双腿起到缓冲作用，减少脊椎受到的冲击力。

　　所以，如果你没走多少路就感到腰酸背痛，腿脚不适，或者和同龄人相比，走起路来更容易累，那你就需要检查一下自己的走路姿势是否正确了。

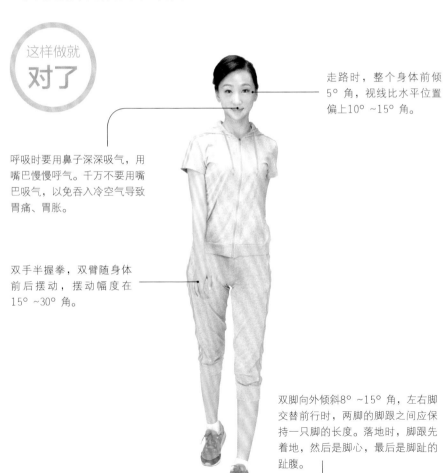

这样做就
对了

走路时，整个身体前倾5°角，视线比水平位置偏上10°~15°角。

呼吸时要用鼻子深深吸气，用嘴巴慢慢呼气。千万不要用嘴巴吸气，以免吞入冷空气导致胃痛、胃胀。

双手半握拳，双臂随身体前后摆动，摆动幅度在15°~30°角。

双脚向外倾斜8°~15°角，左右脚交替前行时，两脚的脚跟之间应保持一只脚的长度。落地时，脚跟先着地，然后是脚心，最后是脚趾的趾腹。

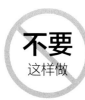

不要
这样做

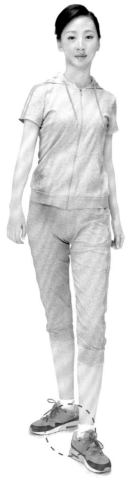

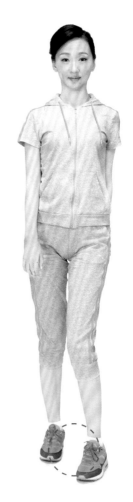

❶ 走路时脚呈"外八字"，即双脚外展45°角以上。这样走路会让身体不由自主地摇摆，造成左右腰部受力不均。

❷ 走路时脚呈"内八字"，即一只脚的脚尖朝内或双脚脚尖朝内。这样走路不仅会影响腹股沟处气血的循环，还会使膝关节承受身体过分扭曲带来的压力，致使盆骨、腰部发生变形。

· 开车的姿势

一直以来，司机都是脊椎病的高发群体。

汽车的驾驶空间有限，坐在车内，身体很难舒展开来。再加上驾驶汽车时还要保持一定的姿势：要抬起手来扶方向盘，要一直伸一侧的脚来踩刹车、油门或离合器。因此肩部、颈部、背部、腰部、腿部很容易出现不适。如果姿势再不正确，则无异于雪上加霜。

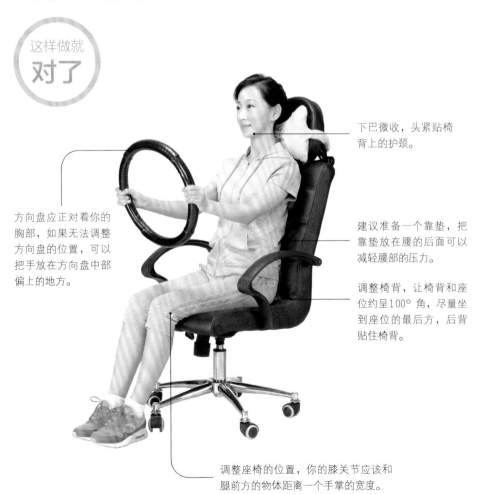

这样做就
对了

下巴微收，头紧贴椅背上的护颈。

方向盘应正对着你的胸部，如果无法调整方向盘的位置，可以把手放在方向盘中部偏上的地方。

建议准备一个靠垫，把靠垫放在腰的后面可以减轻腰部的压力。

调整椅背，让椅背和座位约呈100°角，尽量坐到座位的最后方，后背贴住椅背。

调整座椅的位置，你的膝关节应该和腿前方的物体距离一个手掌的宽度。

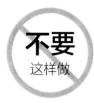

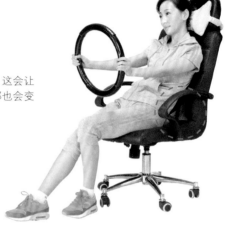

❶ 身体不自觉地向下滑，腰部悬空。这会让
腰部的负担加重，同时颈部和肩部也会变
得紧张，容易感到疲劳。

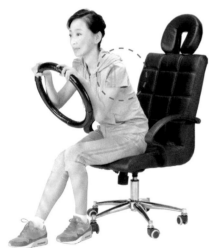

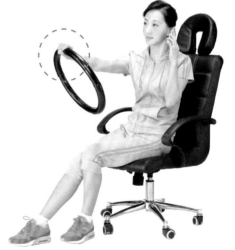

❷ 身体过度前倾，人几乎趴在方向盘
上。用这样的姿势开车时，脊椎是弯
曲的，用不了多久，开车的人就会感
到背部、颈部和腰部酸痛。

❸ 一只手握方向盘，另一只手打电话或者将肘关节搭在摇下
的车窗上。这种开车的姿势看上去很酷，但由于人是歪斜
着坐在驾驶座上的，日积月累，盆骨容易发生变形，脊椎
也会出现侧弯。

· 洗脸的姿势

如果已经患有脊椎方面的疾病，常被腰部或背部的疼痛困扰，洗脸时就要格外注意自己的姿势。用脸盆洗脸的人，可以把脸盆端到稍高一些的台子上，减少弯腰的幅度。如果在洗脸池洗脸，就利用屈腿，而不是低头驼背，来降低身体的高度。

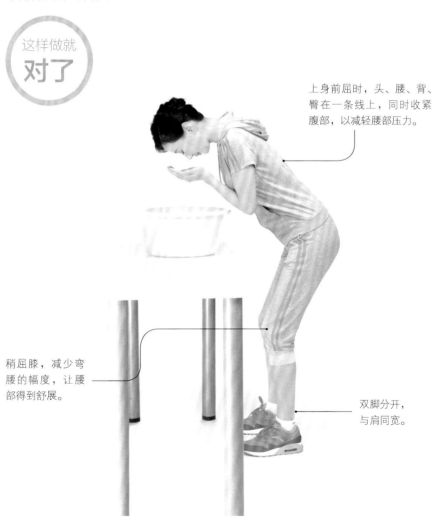

这样做就
对了

上身前屈时，头、腰、背、臀在一条线上，同时收紧腹部，以减轻腰部压力。

稍屈膝，减少弯腰的幅度，让腰部得到舒展。

双脚分开，与肩同宽。

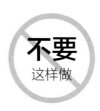

不要
这样做

双腿挺直，弯曲背部，像虾米一样弓着身子。这是因为人弓背时，腰部和颈部承受的压力会变大，加重腰、颈的不适。

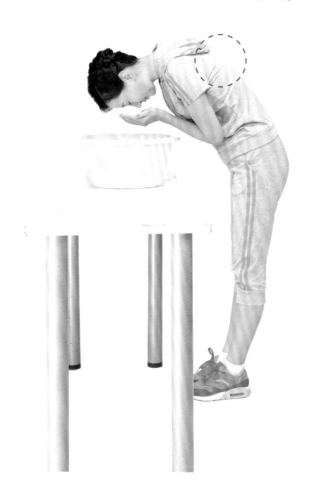

· 在厨房做饭的姿势

　　厨房操作台的高度应该按照"一家之煮"的身高来定。遗憾的是，绝大多数家庭的操作台高度都不合适，以至于负责做饭的人要么吃力地端着手臂洗菜切菜，要么长时间地弯腰低头烹饪佳肴，不腰酸背痛才怪。

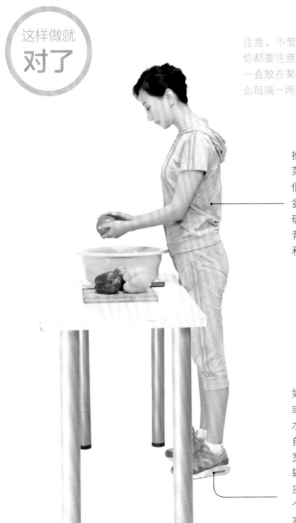

这样做就
对了

注意，不管为多么重要的事情准备饭菜，你都要注意自己站立的姿势，切勿将重心一直放在某一侧的身体上，要么站正，要么每隔一两分钟就交换一下身体重心。

操作台太低就需要我们架高切菜板。如果洗涤池的高度也很低，可以把要清洗的食材放在盆里，再把盆端到适合的高度，确保在干活时，你的头、腰、背在一条直线上。这样，腰部和背部就不需承受太大的压力。

如果你觉得架高切菜板不方便，或者担心不用洗涤池洗菜会把水溅得到处都是，也可以调整自己的姿势，把腿分开与肩同宽，让盆骨贴在操作台上，减轻腰部压力。操作台高的话，应对起来相对容易，你只要找个东西垫在脚下，让自己"变高"就可以了。

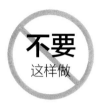

不要
这样做

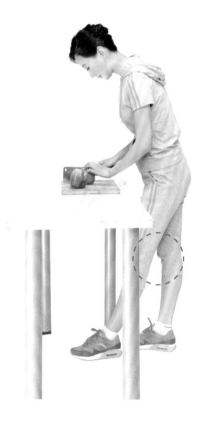

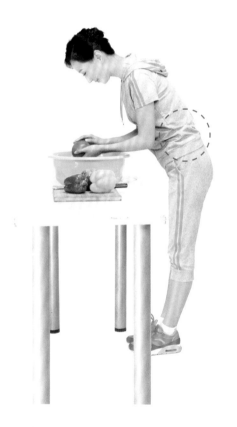

① 膝关节弯曲，身体靠在操作台上。这个动作非但不会分散腰部压力，还会让膝关节、腰背部的肌肉过度紧张，增大腰痛概率。

② 弯曲腰背。这会让颈部、腰部的压力增大，加重颈椎病、腰椎病。

· 擦地的姿势

无论是用拖把擦地，还是跪在地上擦地，都会让腰背部受力增大，用不了10分钟，擦地的人就会感到腰背僵硬。

擦地是件辛苦活，但我们却可以在擦地的姿势上动一下脑筋，避免腰背不适。

站着擦地的姿势

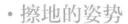

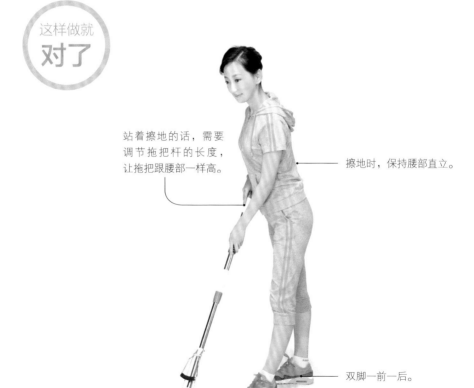

站着擦地的话，需要调节拖把杆的长度，让拖把跟腰部一样高。

擦地时，保持腰部直立。

双脚一前一后。

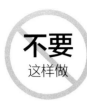

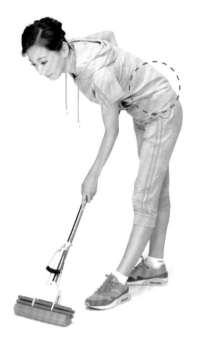

② 拖把太短，身体又必然过度前屈，使腰
部更易劳累，对脊椎造成伤害。

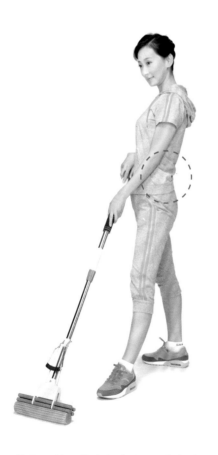

① 拖把过长，擦地时腰部会不自觉地后仰。

跪着擦地的姿势

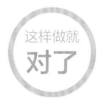

尽量让颈部、背部、腰部在一条直线上。

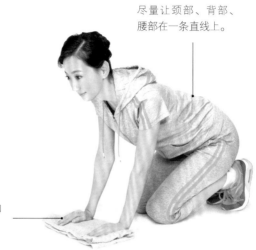

跪着擦地时，臀部要坐到脚踝上，双手交替使用抹布。

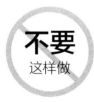

跪趴在地上擦地，会让膝关节和腕关节过分受力，损害关节的健康。

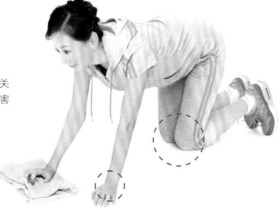

· 背包的姿势

　　女生出门总要带个包，包里的东西还挺多，钱包、钥匙、手机是必备的，化妆品、纸巾、防晒伞也少不了……加在一起也有些分量了。而女生的包大多是单肩包，这就意味着，背着包的那侧肩膀要承受额外多的重量，身体也会向背包的一侧倾斜。

背双肩包的姿势

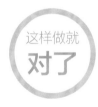

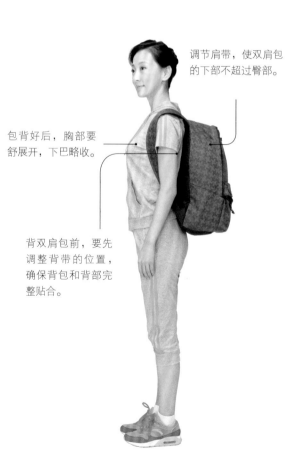

调节肩带，使双肩包的下部不超过臀部。

包背好后，胸部要舒展开，下巴略收。

背双肩包前，要先调整背带的位置，确保背包和背部完整贴合。

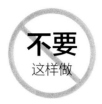

不要
这样做

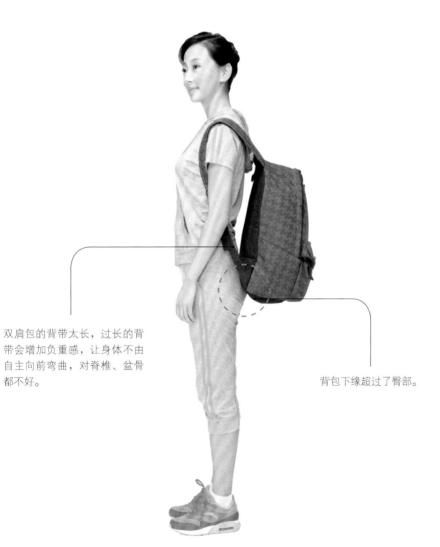

双肩包的背带太长，过长的背
带会增加负重感，让身体不由
自主向前弯曲，对脊椎、盆骨
都不好。

背包下缘超过了臀部。

背单肩包的姿势

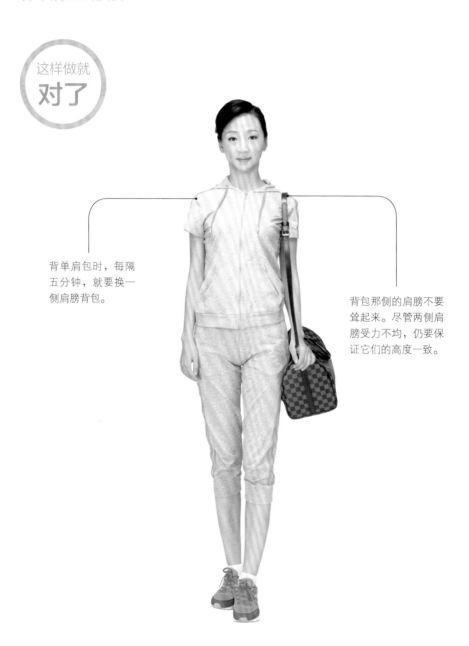

这样做就
对了

背单肩包时，每隔
五分钟，就要换一
侧肩膀背包。

背包那侧的肩膀不要
耸起来。尽管两侧肩
膀受力不均，仍要保
证它们的高度一致。

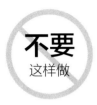

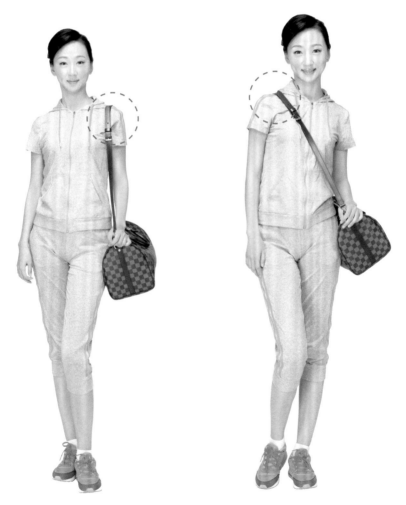

背单肩包时，两侧肩膀一高一低。这样背包会导致脊椎侧弯。

· 弯腰搬重物的姿势

搬东西、捡东西都需要弯腰，此时，不但上半身的重量会落在腰部，物体的重量也会落在腰部，腰部很容易受伤。这也是为什么搬家公司的工人大多腰不好的原因。

生活中，我们虽然不会天天搬重物，但因弯腰不小心而受伤的却一直大有人在。

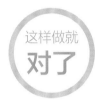

这样做就
对了

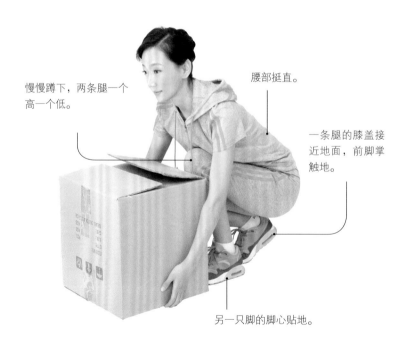

慢慢蹲下，两条腿一个高一个低。

腰部挺直。

一条腿的膝盖接近地面，前脚掌触地。

另一只脚的脚心贴地。

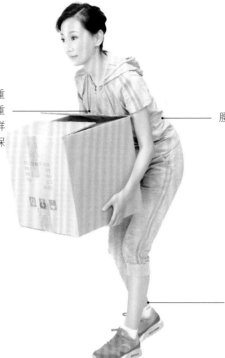

如果是搬重物，则让重物尽量接近身体，让重物重心靠近身体。这样既保护了膝关节，也保护了腰部。

腰部始终保持直立状态。

更低一些的那条腿蹬地，帮助另一条腿伸直。

不要
这样做

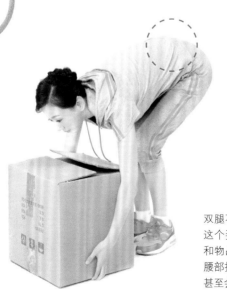

双腿不下蹲，直接弯腰向下。用这个姿势拿物品，会将自身重量和物品重量都集中在腰部，增大腰部扭伤的概率，当物体过重时，甚至会导致腰椎间盘突出症。

·从高处拿东西的姿势

从比自己高的地方拿东西或放东西，对腰、背、颈部是一个挑战。一味强行踮脚，用力向上会让脊椎过分拉伸，可能导致颈部、背部或腰部扭伤。所以拿取高处东西要格外小心，确保姿势正确。

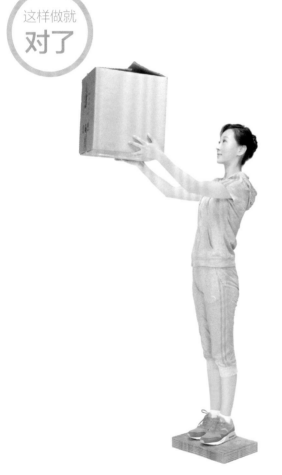

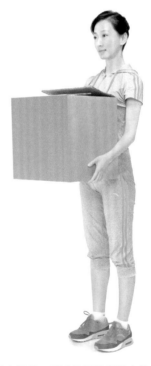

垫高自己的双脚，可以借助垫板或椅子。站在垫板上时，身体要站正，重心平分在双腿，双脚不能一前一后。

挺直腰部，适当运用腰腹肌肉的力量，而不只是腰背肌肉的力量。

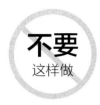

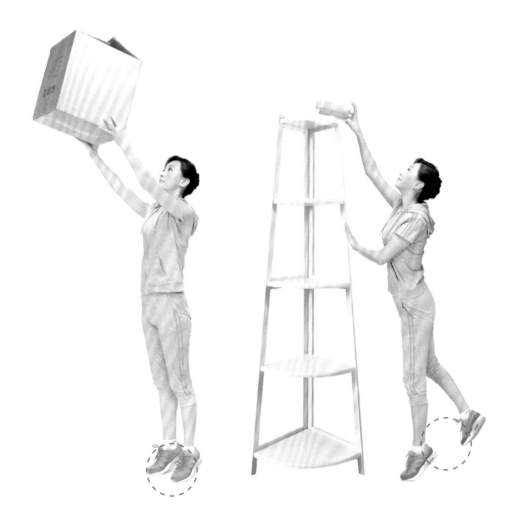

踮脚或跳着够，都会加重颈、肩、腰的负担，不仅会
导致肌肉拉伤，更有可能损伤脊椎关节。

3 被你忽视的小细节，在无形中伤害脊椎

· 坐车睡觉，伤害脊椎

很多上班族会在坐车的时候补觉，却不知这样会伤害脊椎。

我们睡觉时，肌肉会放松下来，但汽车上的座位空间比较小，没法让身体舒服地伸展开，为了避免在乘车过程中摔倒，我们颈、背部的肌肉会本能地处在高度紧张的状态。如果只是睡个三五分钟，打一小会儿盹，倒是影响不大，但如果睡上半个小时，甚至更久，再起来时，就会感到颈、背酸痛，有些人甚至会落枕。

车在路上行驶，难免颠簸，偶尔还会急刹车。而睡觉时，我们的警惕性会下降，遇到紧急情况，身体无法迅速做出反应。车颠簸时，我们的头部会不由自主地东摇西晃，急刹车时，颈部又会因为惯性而冲向前方，这样不但会对颈椎有害，还会伤及胸椎、腰椎。

所以，最好不要在坐车时睡觉，实在困得不行，那就紧靠椅背，让上半身得到支撑，以便颈、背部的肌肉放松。如果坐长途车，最好准备一个颈枕，帮助颈椎支撑头部。

· 高跟鞋，美丽的祸水

穿上高跟鞋，女人们都觉得自己的身材变得更挺拔了，走起路来也更婀娜，以至于很多女人表示，穿上高跟鞋，人就变得自信多了。

但高跟鞋却对脊椎有很大的杀伤力。

脊椎由许多椎骨相接而成，椎骨与椎骨相接的地方近乎平面。我们知道，相同压力施加在平面上所产生的压强要比在尖锐物体上的小。穿上高跟

鞋后，由于身体姿态发生了改变，人体重心前移，骨盆会向前倾斜，脊椎也会弯曲，致使椎骨之间的接触面变小，椎骨承受的压力就会变大。

所以，女人们要有意识地减少穿高跟鞋的次数，尽量不要穿高跟鞋长时间地站立或行走。若因工作需要不得不穿高跟鞋，那么平时可以穿着运动鞋去上班，到单位后再换上高跟鞋。

· 选对鞋子，腰才更健康

该如何挑选舒适又有益脊椎的鞋子呢？

首先，建议大家在下午三四点的时候买鞋。因为我们的脚在一天中的不同时段，大小不同，在下午三四点时会比较大，在这一时间段买鞋，容易选到合适的尺码。这里有个小窍门，穿上新鞋后，站起来活动一下脚趾，脚趾有活动空间的鞋子穿起来最舒服。

其次，在商店试鞋，一定要多走几步。体会一下，鞋子的大小、宽窄、鞋面高度是否合脚，走路时会不会磨脚。

最后，要注意鞋子的细节。鞋面不能太软，否则无法保护好脚部；鞋底要有弹性，否则无法缓冲走路、运动对腰部造成的冲力；鞋的后根要能很好地贴合脚跟，不能太松，也不能太紧。这是因为，后根松，走路时人的重心会向前移，膝盖弯曲幅度变大，关节承受的压力增强，时间长了，容易引发膝盖和脚踝关节软骨组织的退化。另外，鞋跟最好在3厘米左右，这个高度有利于我们保持身体的平衡。

>> 小贴士

鞋跟过高，会让我们的身体前倾；鞋跟较矮的鞋，又会让我们的身体重心过于靠后，给腰部造成额外的压力。

· 天冷时，要格外注意腰部的保暖

短小的衣物虽然时尚，却无法保护好我们脆弱的腰部。很多时候，腰部的疼痛都和腰部受凉有关。

进入秋季后，就要加强腰部的保暖。中医认为，腰是肾之府，最怕冷，寒湿性腰痛就多由受冷引起。女性的子宫、卵巢等生殖器官都位于腰部，腰部受寒，会引起气滞血瘀，严重影响生殖系统的机能。所以天气渐冷时，中高腰的裤子，长一点的、能盖住腰臀的衣物一定要备好。短款的小夹克、小羽绒服、低腰的裤子，虽然看着时尚，你的身体却并不一定喜欢。

· 剧烈咳嗽、打喷嚏和便秘，也会引起腰椎间盘突出

这不是骇人听闻，在临床上的确有因剧烈咳嗽、打喷嚏和便秘而引起腰椎间盘突出的案例，而且不在少数。这是因为，剧烈咳嗽、打喷嚏、用力排便都会使腹压升高，在瞬间增大腰椎间盘压力的同时，导致其突出。

我们的脊椎有5个腰椎骨，除了韧带、关节，它们还靠椎间盘相连。椎间盘的外层是弹力纤维环，中间是髓核，能帮助腰椎负担80%的体重。但它们并没有大多数人想的那么强韧，从我们的青年期开始，椎间盘的弹性就走下坡路了，如果再不注意从生活细节入手，不注意对脊椎的保护，椎间盘的老化还会加速。

所以，在日常生活中，除了要采取正确的坐、卧、立、行的姿势，控制好体重，避免超重外，我们还要注意身体的健康，合理饮食，小心预防呼吸道系统的疾病。

· 焦虑情绪也会导致腰背酸痛

长时间坐在电脑前工作的人要特别当心颈椎病、腰椎病。一方面是因为长时间坐着不动，会让颈部、腰部一直处在紧张状态；另一方面，也和工作压力引起的心情紧张、情绪焦虑有关。紧张、焦虑的情绪会诱发腰背肌肉的痉挛，医学上称为"焦虑性腰背痛"。普通的治疗方法对这种因情绪而起的病症效果有限，要想解决它，需要我们主动地进行自我心理调节。

本书在第三章介绍了一些有益于脊椎的运动，每天跟着音乐做上几套，不但可以让你的脊椎更强健，还能帮助你释放压力、舒缓情绪。运动，从来都是极佳的减压方式。

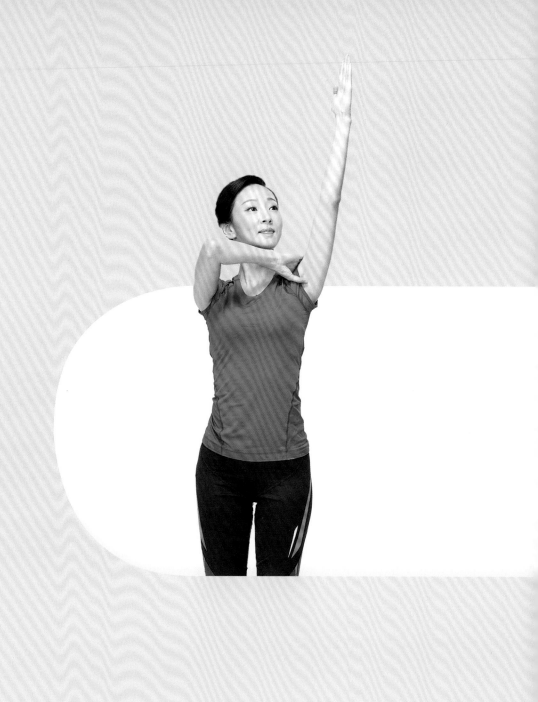

CHAPTER 3

颈胸腰核心运动
—— 让脆弱的脊椎强健起来

如果你的脊椎已经发生病变，单靠保持正确的身体姿势是没法缓解不适的，你还要做一些"额外"的事情——每天都做几组颈胸腰核心运动。你可以只挑自己喜欢的动作做，但必须保证颈部、胸部、腰部都锻炼到，要做齐三个部位的核心运动操。

记住，你的脊椎需要呵护，更需要锻炼。

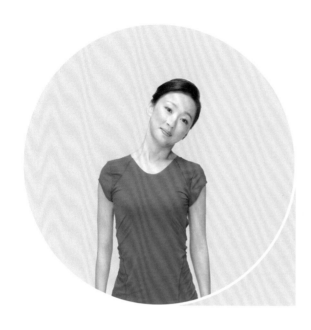

扫一下　看视频

1. 颈部核心运动

　　学生、长时间对着电脑工作的上班族、每天都要花几个小时玩手机的人，以及颈部活动不灵便、经常落枕、肩颈疼痛的人，要特别注意这一部分的内容哦。每天抽出10分钟做做颈部核心运动，可以让你的颈椎更强健，肩颈线条更美丽。

画立圆　——久坐间歇画一画，缓解颈部酸痛

东张西望　——小动作，大健康

左右仰头　——强壮颈部肌肉群

开窗望远　——舒缓肩背僵硬

仰头拉手　——手臂、脊椎一起运动

画立圆

——久坐间歇画一画，缓解颈部酸痛

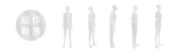

动作
顺序

**功 效
作 用**

这个动作可以松弛颈椎周围的肌肉，能减轻颈肩、脊背的酸痛感，对颈椎病初期尤为有效。同时它也是整脊正骨术后的康复动作，长期坚持，可以防止颈椎病的复发。

**锻 炼
次 数**

连续坐40分钟或1小时后，做1次画立圆动作，每组4个8拍，每次做1~2组。

**分 步
详 解**

站立姿势，双脚分开与肩同宽，双臂自然下垂放于身体两侧，身体放松。

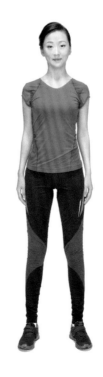

2 下巴依次向上、向前、向下、回收地画一个垂直于地面的立圆。

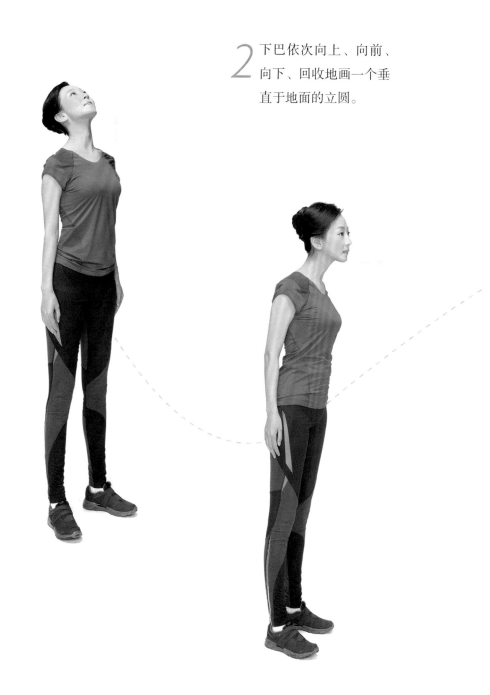

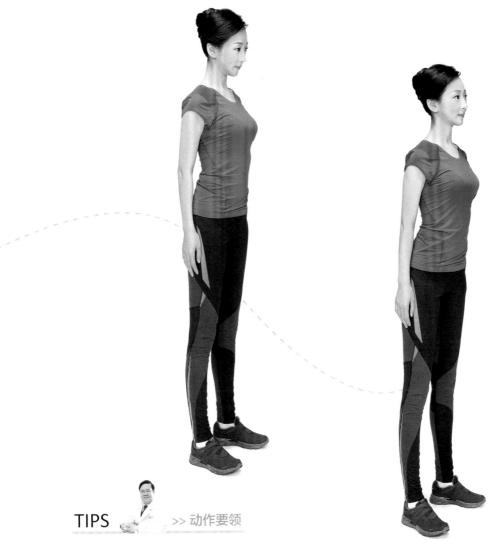

TIPS >> 动作要领

1 在做这套动作时，幅度尽量大一些，但动作一定要轻柔缓慢，否则不仅起不到锻炼、修复颈椎的作用，还会因为快速剧烈的运动而拉伤肌肉，加重病情。

2 画立圆时，将意念集中在下巴，将下巴想象成画笔的笔尖。

3 如果不方便站立，坐着做这套动作也可以，做时上身挺直，双手自然放在膝上。全身肌肉放松，具体动作跟站姿时一样。

东张西望
——小动作，大健康

功效作用　这两组动作锻炼的主要是颈部肌肉，对长期伏案或对着电脑工作造成的颈部肌肉痉挛和僵硬有非常好的缓解作用，同时可以增强颈部肌肉的强韧度，适合轻度颈椎病患者。

锻炼次数　第一组和第二组动作各做一遍为1组，每组动作4个8拍，每次做1~2组，每天做2次。可以在早上起床后或晚上睡前做，也可以在办公间歇进行，可挑选任意一组来做，重复2~3次。

分步详解　第一组动作：左右转头

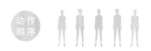
动作顺序

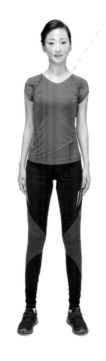

站立姿势，双脚分开与肩同宽。目视前方，放松肩部。

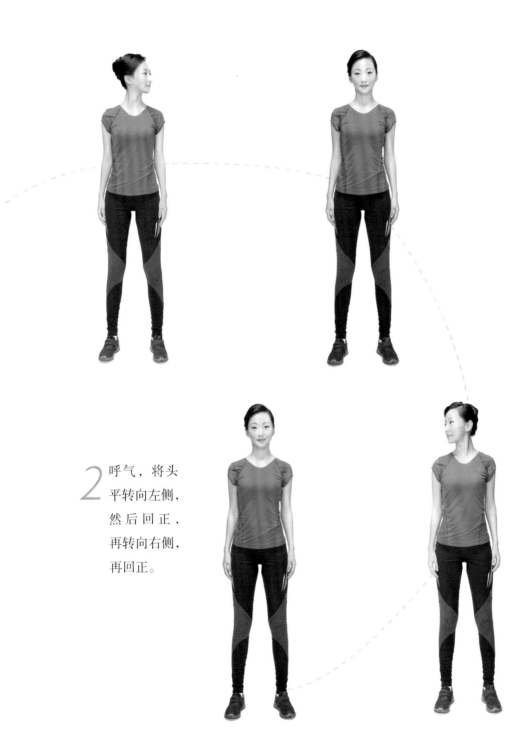

2 呼气，将头
平转向左侧，
然后回正，
再转向右侧，
再回正。

第二组动作：绕颈旋转

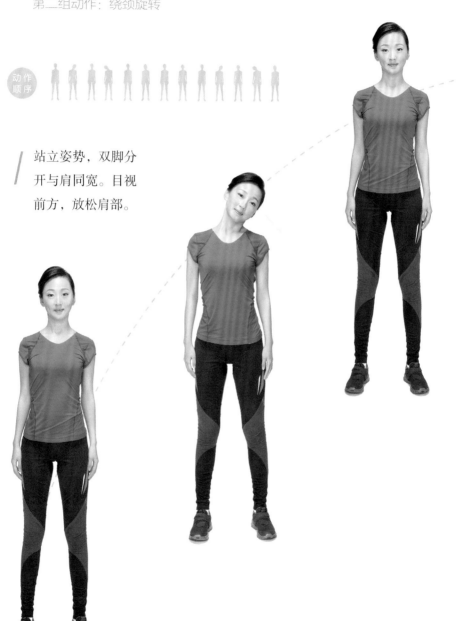

站立姿势，双脚分开与肩同宽。目视前方，放松肩部。

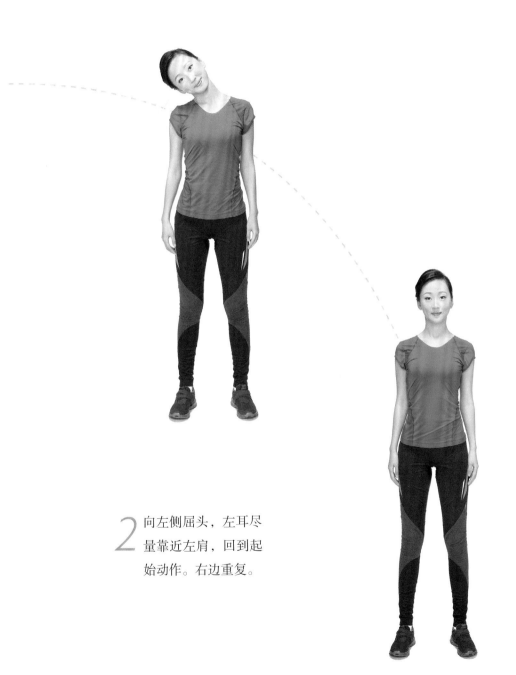

2 向左侧屈头，左耳尽
量靠近左肩，回到起
始动作。右边重复。

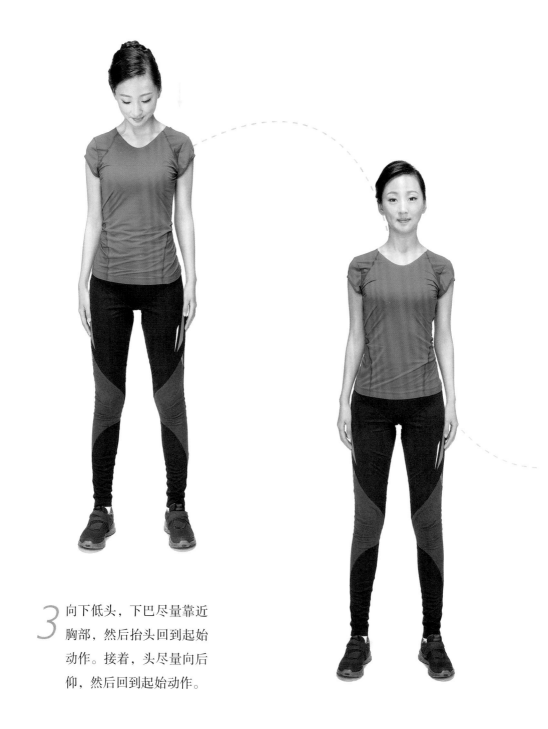

3 向下低头，下巴尽量靠近
胸部，然后抬头回到起始
动作。接着，头尽量向后
仰，然后回到起始动作。

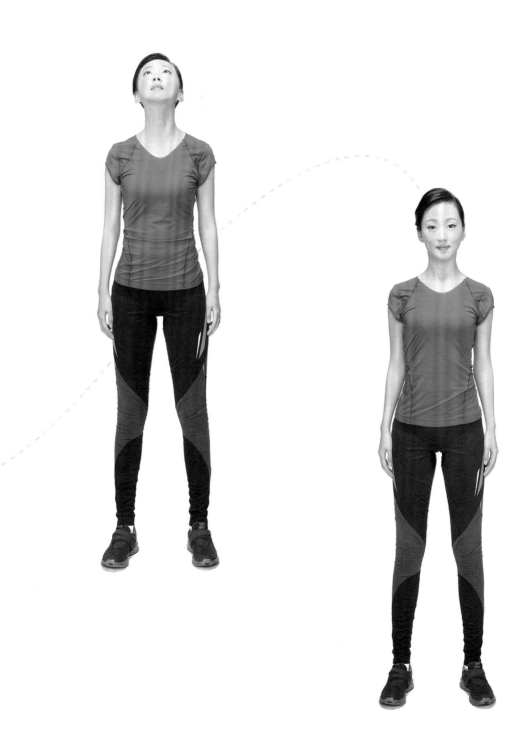

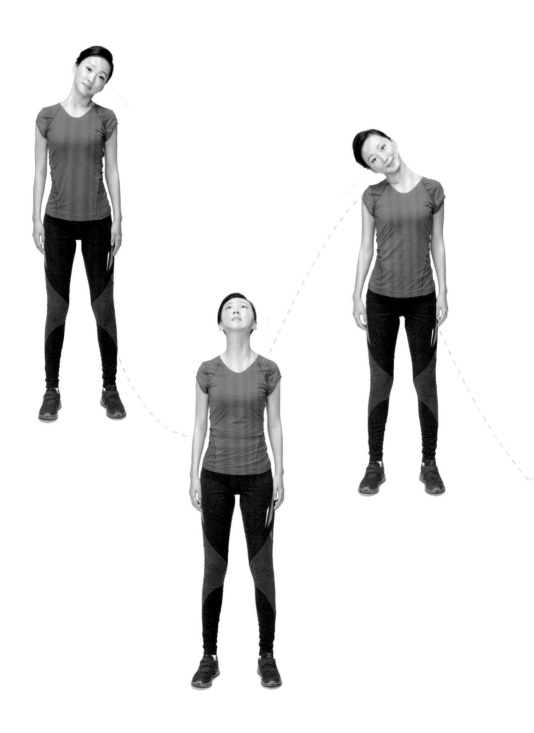

4 慢慢依次向左、向后、向右、向下，绕颈旋转头部1周。接着反方向绕头1周，然后抬起头，回到起始动作。

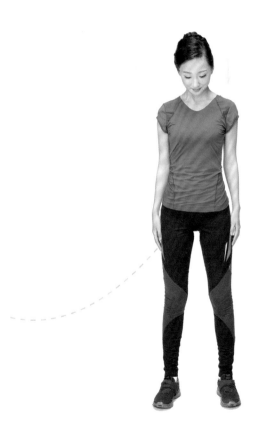

TIPS >> 动作要领

1 第一组左右转头的动作，以转到最大限度为标准，量力而行，不必勉强。目光始终与地面保持平行，可以避免在转头时发生歪头的情况。

2 第二组左右屈头的动作，同样以身体可承受的最大限度为标准，不必一定要把耳朵贴住肩膀，尽力即可。

3 做这两组动作时，意念都要集中在颈部，感受肌肉的拉伸。当感到眩晕、颤抖或疼痛时，应即刻停止。

4 运动时，保持呼吸均匀，不要屏息。

左右仰头
——强壮颈部肌肉群

动作
顺序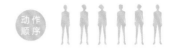

功 效
作 用

这个动作锻炼到了颈部的大部分肌肉群，包括头半棘肌、头夹肌、斜角肌、斜方肌等，有效缓解了因长期保持一个姿势而造成的肌肉酸痛。

锻 炼
次 数

左右转头完整完成1次为1组，每组动作为2个8拍，每次做2~4组，每天锻炼2~3次。早上起床后和结束一天工作时做这套动作效果更佳。

分 步
详 解

站立姿势，双脚分开与肩同宽，双臂自然下垂放在身体两侧。

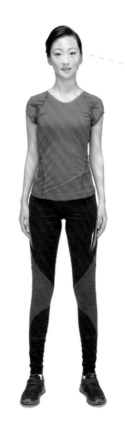

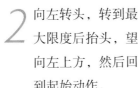

2 向左转头，转到最大限度后抬头，望向左上方，然后回到起始动作。

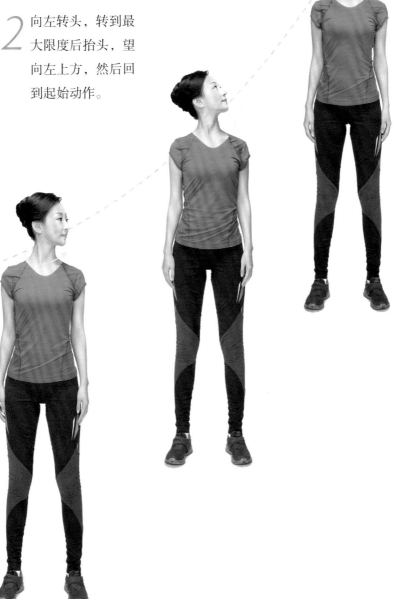

3 向右转头，转到最大
限度后抬头，望向右
上方，然后回到起始
动作。

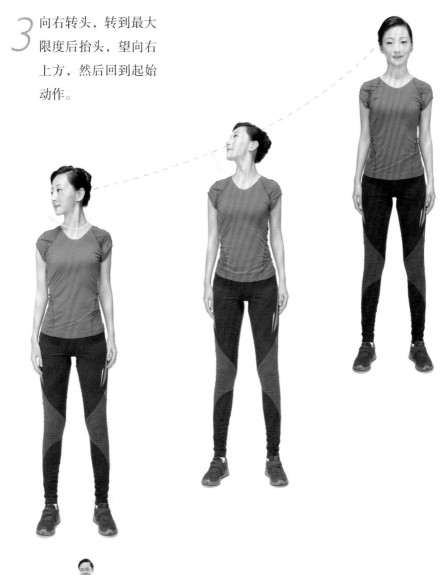

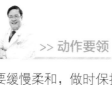

TIPS >> 动作要领

1 动作要缓慢柔和，做时保持呼吸均匀，不要屏息或急促呼吸。

2 做到最大幅度即可，经过一段时间的锻炼后，可以适度增加幅度。

开窗望远
——舒缓肩背僵硬

 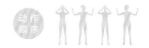
功 效
作 用

这个动作适用于肩颈、背部因长期保持一个姿势而僵硬、酸痛的人，特别是对由颈椎病引起的手臂酸麻、胸闷气短有非常好的锻炼作用。

锻 炼
次 数

左右转头完成1次为1组，每组动作4个8拍，每次做1~2组，每天做2次。

分 步
详 解

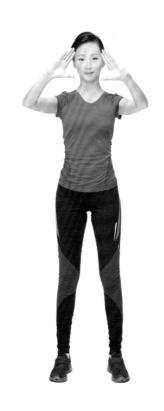

站立姿势，双脚分开稍比肩宽。双臂抬起，双手在面部前抱圆，想象手中抱着一个皮球。

2 接着双手慢慢向两侧分开，做扩胸运动，双手变空拳，拳心向前，双肘向下。双拳保持与耳朵同一高度。头转向左边，从空拳中望出去，像在看望远镜一样。

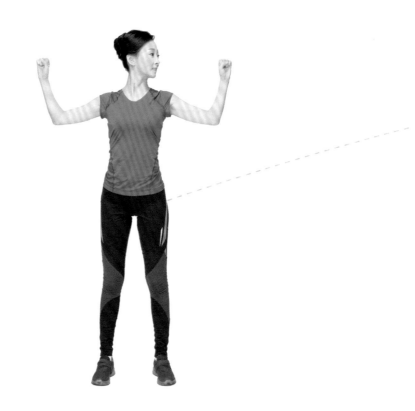

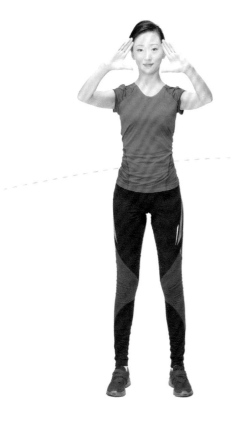

3 回到起始动作，接着重复步骤2，换为向右转头，目视右拳。手保持与耳朵同一高度。

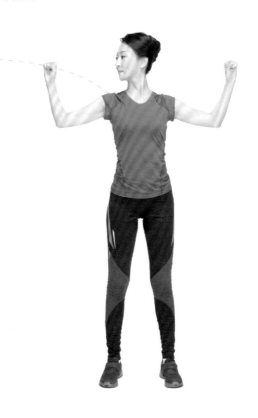

TIPS >> 动作要领

1 双手在面前抱圆，双手距离面部20~30厘米。

2 扩胸时不要耸肩，肩胛骨向脊椎挤压，两肘不能一高一低，必须在同一水平线上。

3 从空拳中望出去时，要把意念集中在肩颈、背部的肌肉上，同时放松胸部，呼吸要均匀、顺畅。

仰头拉手
—— 手臂、脊椎一起运动

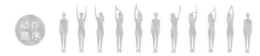

动作顺序

功 效 作 用

这个动作不仅有助于缓解低头族颈部肌肉劳损，还可以拉伸脊椎，减轻椎间盘受到的压力，改善久坐或长期保持一个姿势造成的颈背部僵硬与酸痛。

锻 炼 次 数

保持一个姿势40分钟~1个小时后，可进行此运动。双手交替2次为1组，每组动作4个8拍，每次做2组，每天2次。建议低头族在低头半个小时后就做1~2次。

分 步 详 解

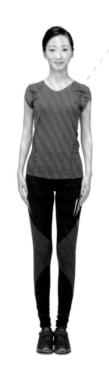

站立姿势，双脚并拢。双手自然放于身体两侧。

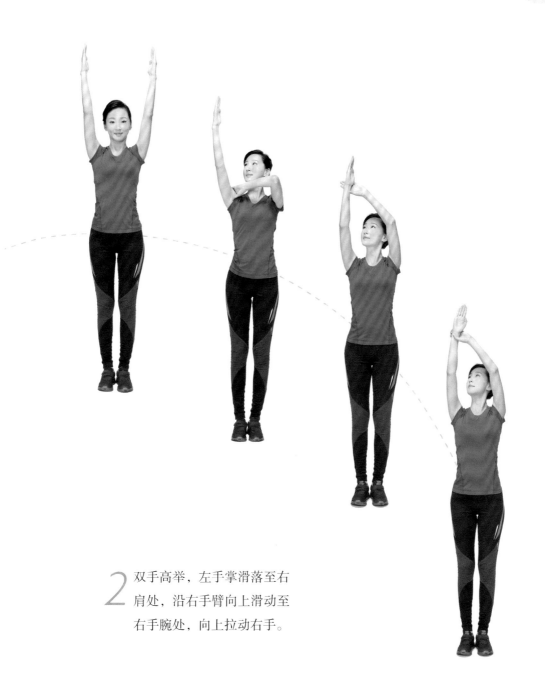

2 双手高举，左手掌滑落至右
肩处，沿右手臂向上滑动至
右手腕处，向上拉动右手。

3 回到起始动作。站立姿势，
双脚并拢。

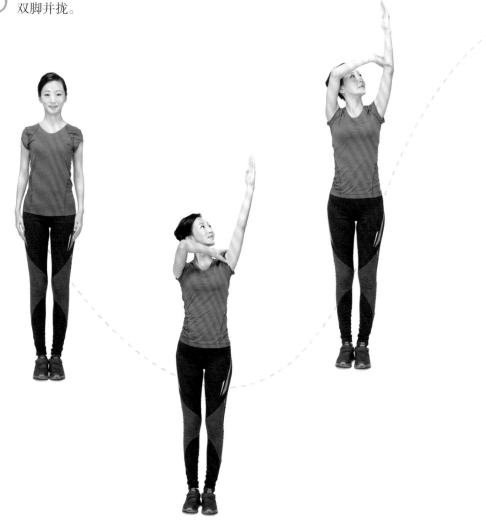

4 右手掌握在肩部，沿左手臂向上滑动，
当滑动至左手腕处向上拉动左手，左
右手交替进行。

5 回到起始动作。

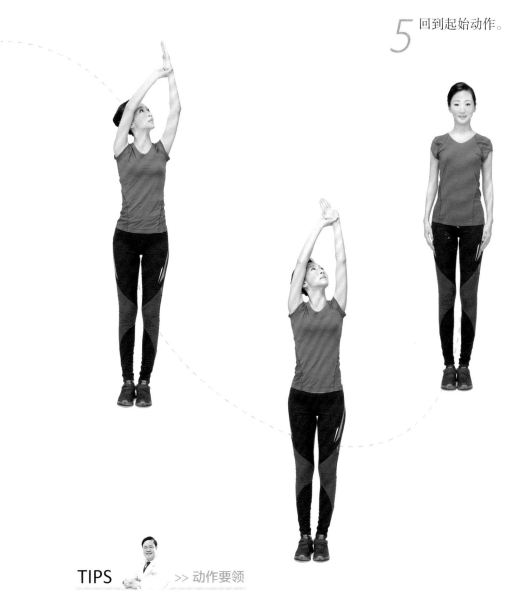

TIPS >> 动作要领

1 拉手的时候要带动脊椎一起左旋和右旋，旋动幅度要到最大。

2 拉手时不能用强力，要放松交替双手并旋转脊椎。

3 动作要缓慢，速度要均匀，拉手时有脊椎被一节节拉长感觉为宜。

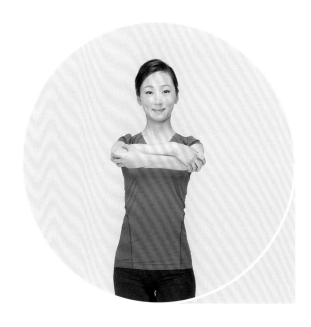

扫一下　看视频

2. 胸部核心运动

　　胸部核心运动，对缓解因脊椎病变造成的背部疼痛很有帮助，同时，它还能帮你美化背部线条，提升气质。

　　建议有驼背、脊椎侧弯烦恼的人重点练习。另外，长时间坐着不动的上班族、学生，也要认真学习这部分的内容。胸椎的核心运动有很多转体动作，做的时候，要注意转体的方向，本书所介绍的内容涉及到转体的动作时几乎都采用先左后右的顺序。

交臂旋身　——按摩背部肌肉

屈肘转身　——整个脊柱动起来

顶天立地　——伸展胸腔，呼吸天地之气

小熊转身　——多角度旋转，充分活动胸椎

飞鸟展翅　——手脚并用，为胸部注入更多能量

仙鹤高飞　——扩展胸腔，痛快呼吸

交臂旋身
——按摩背部肌肉

动作
顺序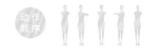

**功 效
作 用**

这个动作可以增强背部、腰部的肌肉力量，并增加脊椎的灵活度，不仅能缓解因颈椎病带来的腰背酸痛症状，而且能减少日常生活中腰背受伤的概率。

**锻 炼
次 数**

左右交替旋转1次为1组，每2组1个8拍，每次做8组，每天做1~2次。

**分 步
详 解**

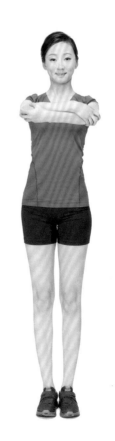

站立姿势，两脚并拢，两臂向前抬起，与地面平行。屈肘，小臂在胸前交叠，双手抱肘。

2 保持头和脚不动，
向左旋转身体，然
后身体回正。

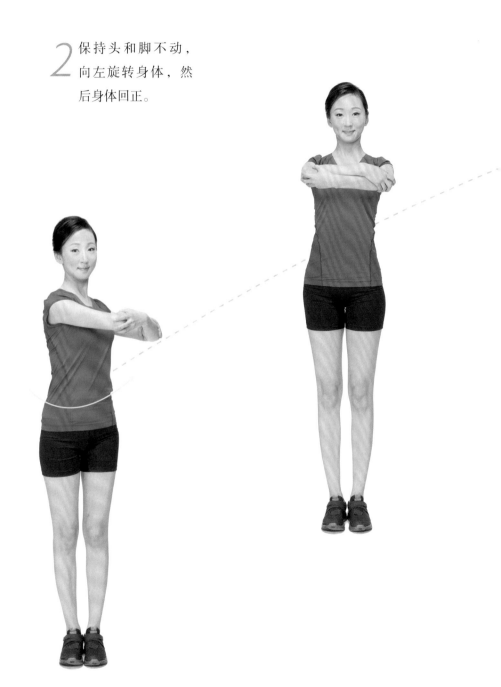

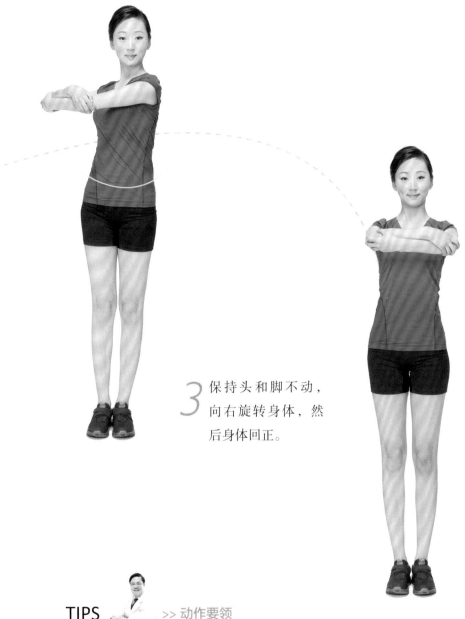

3 保持头和脚不动，向右旋转身体，然后身体回正。

TIPS　　>> 动作要领

1 动作要均匀缓慢，旋转时头、脚不动，以加强腰部和背部的集中锻炼。

2 左右旋转时，抱肘交叠的双臂不能放下，要有意识地保持与地面水平。

3 意念放在双肘，用肘部带动上肢旋转。

屈肘转身
——整个脊柱动起来

动作
顺序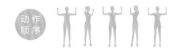

功效作用

这个动作主要是旋转脊柱，在一定程度上活动脊椎间的关节，同时加强脊椎肌肉和背阔肌的强韧性，可以有效缓解颈椎病带来的脊背酸痛和僵硬感。除此之外，颈椎病患者的背部区域很容易受伤，长期坚持做这组动作可以避免对背部的伤害。

锻炼次数

左右交替旋转1次为1组，每2组1个8拍，每次做8组，每天做1~2次。

分步详解

站立姿势，双脚分开与肩同宽。抬起双臂，屈肘，双手握拳在身体两侧。

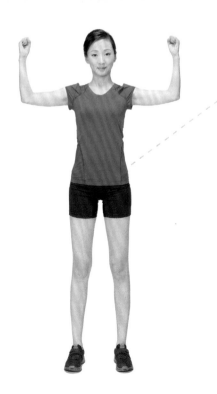

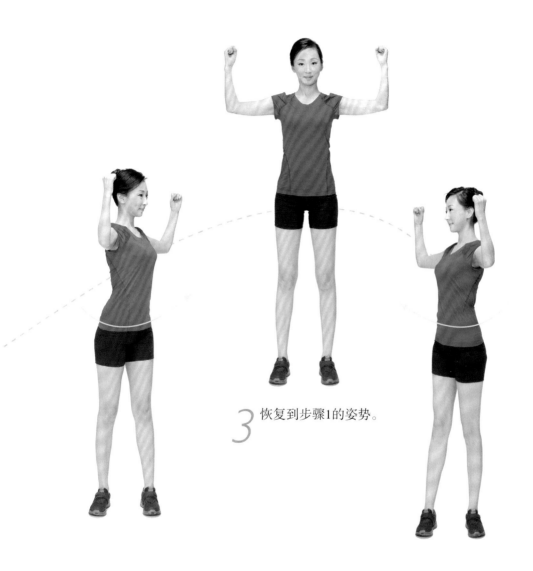

3 恢复到步骤1的姿势。

2 保持双脚不动，向左转动上半身，以90°为宜。眼睛看向左侧。

4 保持双脚不动，向右转动上半身，以90°为宜。眼睛看向右侧。

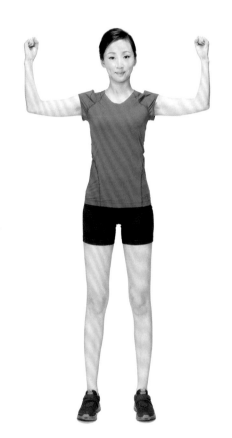

5 恢复到步骤1的动作。站立姿势，双脚分开与肩同宽。抬起双臂，屈肘，双手握拳在身体两侧。

 TIPS >> 动作要领

1 左右转身时，如果不能转到90°的最佳位置，那么只要做到身体能承受的最大限度即可。

2 腰部受伤的人，特别是腰椎间盘突出的人，应避免做这个动作。

3 做这个动作时要把意念放在脊椎上，旋转时感觉脊椎在被拧紧和被放松。

顶天立地
——伸展胸腔，呼吸天地之气

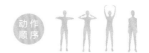

动作
顺序

功 效
作 用

这个动作几乎舒展到了全身的肌肉，包括四肢、肩部、背部、胁部和腰部。在运动的过程中，胸椎可以得到较大幅度的活动。对于有脊柱侧弯、驼背等胸椎病的人来说，做这个动作可以矫正身形，也可以缓解肩膀和后背的酸痛，同时还能促进全身的血液循环。

锻 炼
次 数

从步骤1至步骤4为1组，每组1个8拍，每次做4组，每天做1~2次。

分 步
详 解

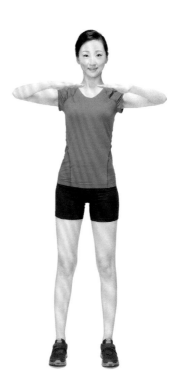

站立姿势，双脚分开与肩同宽。双臂向前平举，屈肘，小臂内收到胸前一拳的位置，双掌掌心向下，连成一字。

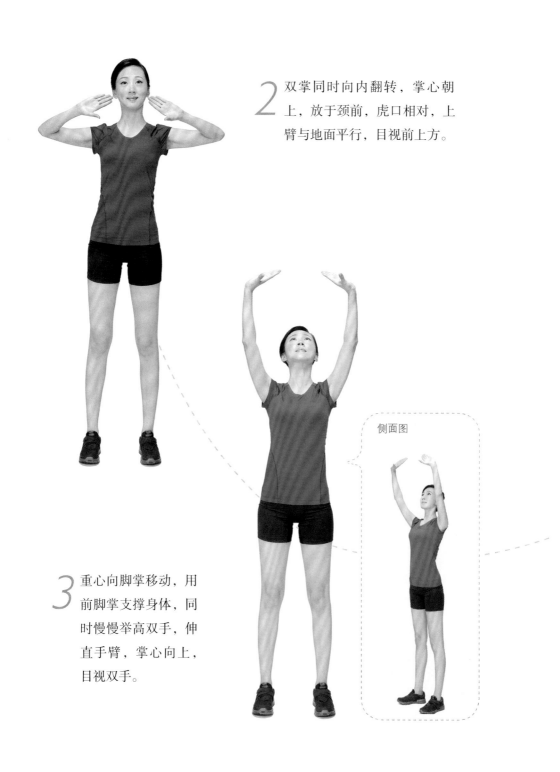

2 双掌同时向内翻转，掌心朝
上，放于颈前，虎口相对，上
臂与地面平行，目视前上方。

侧面图

3 重心向脚掌移动，用
前脚掌支撑身体，同
时慢慢举高双手，伸
直手臂，掌心向上，
目视双手。

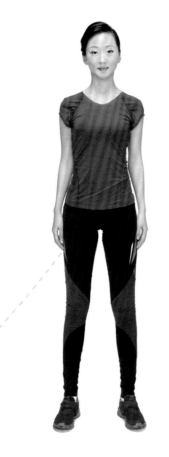

4 将双臂徐徐放下，
放于身体两侧，
目视前方。

TIPS　　>> 动作要领

1 提脚跟的程度以身体最大限度为准，不可勉强。

2 步骤2中内翻双掌时，很容易将双臂垂下，所以要刻意保持大臂与地面的平行。

3 步骤3中向上高举双掌时，头部也要跟随手掌运动，眼睛依次看向前方、前上方、上方、前方。

4 这个动作要将意念放在四肢：双腿在下沉，双臂在向上做无限延展，这样整个脊椎就会得到最大程度的拉伸。

小熊转身
—— 多角度旋转，充分活动胸椎

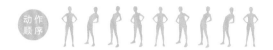
动作
顺序

功效作用

这个动作对腰、背、腹部肌肉都有非常好的强化作用，可有效缓解颈椎病带来的背部酸痛和僵硬。除此之外，这个动作对腰肌劳损有一定的治疗效果，而且腹部的肌肉轻柔地按摩了腹腔内的器官，对腹泻、便秘、消化不良、腹胀等也有一定防治作用。

锻炼次数

旋转一圈为1个8拍，沿着顺逆时针各转两圈，一共4个8拍。可以灵活掌握这个动作的锻炼频次，只要感觉背部、腰部僵硬，就可以活动一下。

分步详解

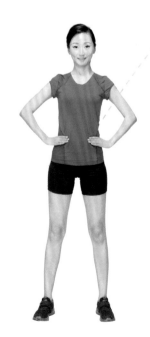

站立姿势，双脚分开与肩同宽。双手叉腰，保持肩关节后展，四指朝前，目视前方。

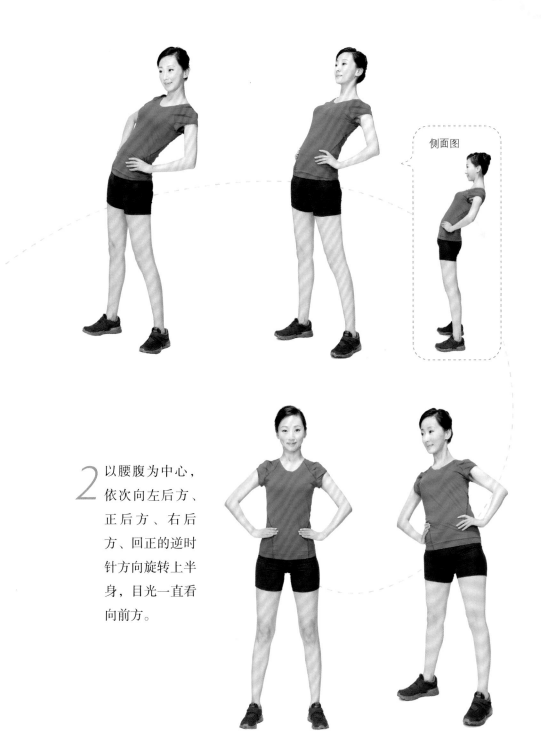

侧面图

2 以腰腹为中心，依次向左后方、正后方、右后方、回正的逆时针方向旋转上半身，目光一直看向前方。

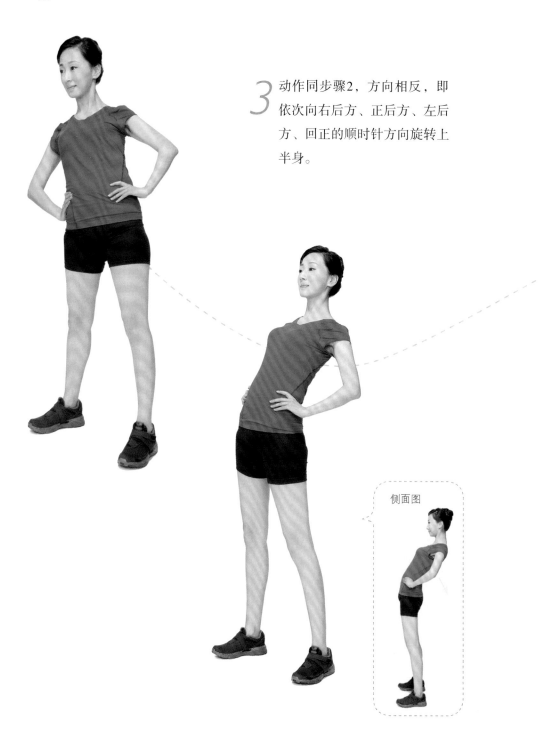

3 动作同步骤2，方向相反，即
依次向右后方、正后方、左后
方、回正的顺时针方向旋转上
半身。

侧面图

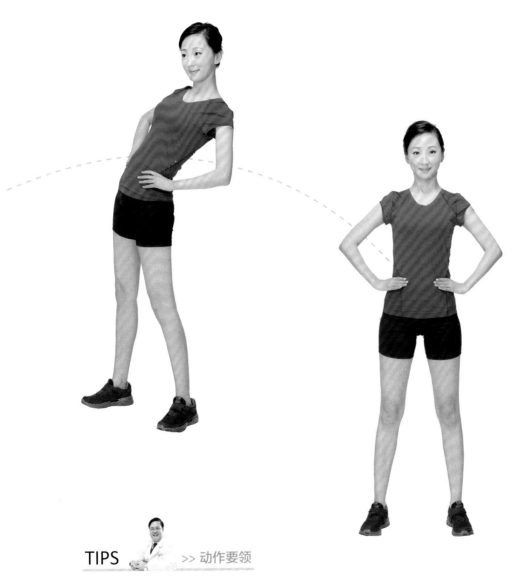

TIPS >> 动作要领

1 双手随着上身的旋转而运动，感受双手也在画圆，不能静止不动。

2 双手轻放在腰间，保持肩关节后展，才能充分扩展胸部。

3 意念放在腰腹上，而不是腰胯，这样旋转上身时才不会转动腰胯。

4 可以配合呼吸，沿顺时针转体时吸气，沿逆时针转体时呼气。

飞鸟展翅
——手脚并用，为胸部注入更多能量

**功 效
作 用**

这套动作能让身体很多部位的肌肉群得到锻炼，例如胸部、背部、腰部、臀部和大腿部的肌肉。在做展翅的动作时可以扩展胸部，扩大胸腔，在活动胸椎的同时，也能增强肺部的吐纳功能，有效缓解胸背僵痛、胸闷气短的症状。

**锻 炼
次 数**

每组动作做2个8拍，每次2组动作各做1遍，每天做1~2次。

**分 步
详 解**

第一组动作：

**动作
顺序**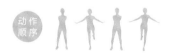

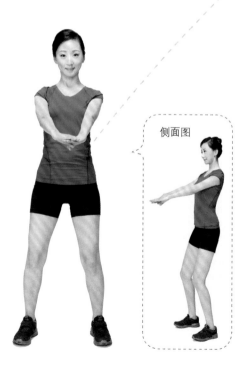

侧面图

站立姿势，双脚分开与肩同宽。双腿微屈，膝盖不要超过脚尖。双掌交叠举至腹前方，身体微向前倾，指尖向前。

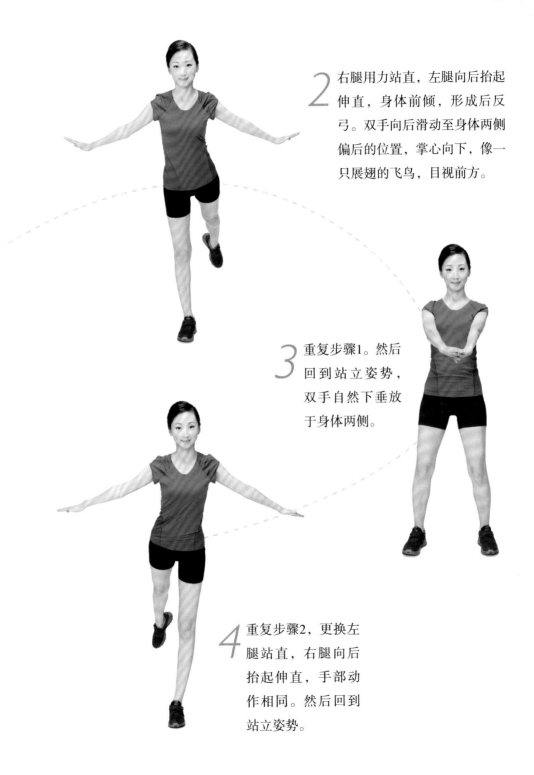

2 右腿用力站直，左腿向后抬起伸直，身体前倾，形成后反弓。双手向后滑动至身体两侧偏后的位置，掌心向下，像一只展翅的飞鸟，目视前方。

3 重复步骤1。然后回到站立姿势，双手自然下垂放于身体两侧。

4 重复步骤2，更换左腿站直，右腿向后抬起伸直，手部动作相同。然后回到站立姿势。

第二组动作：

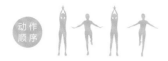

1 站立姿势，双脚分开与肩同宽。双腿微屈，膝盖不要超过脚尖。双掌交叠举至头上方，手背部掌根相靠，掌心向外，目视前方。

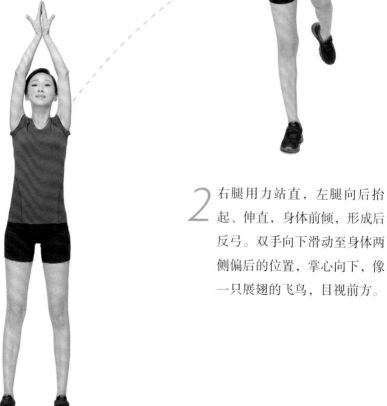

2 右腿用力站直，左腿向后抬起、伸直，身体前倾，形成后反弓。双手向下滑动至身体两侧偏后的位置，掌心向下，像一只展翅的飞鸟，目视前方。

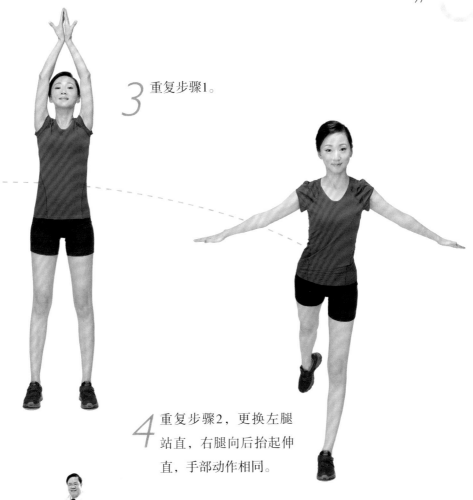

3 重复步骤1。

4 重复步骤2，更换左腿站直，右腿向后抬起伸直，手部动作相同。

TIPS >> 动作要领

1 双掌向上举时，臀、肩、颈是紧缩的，微蹲的时候，这三个部位是放松的。

2 从每组动作的步骤2转换到步骤3时，单腿直立可能站不稳，这就需要在微蹲时就转移重心，哪条腿站直就将重心转移到哪边。

3 微蹲的动作可以锻炼膝盖，但如果膝关节有损伤，可以不进行微蹲，或者减少微蹲的时间。

4 在做这两组动作时，要格外注意调整呼吸：双掌上举时吸气，微蹲时呼气。做其他动作时保持均匀呼吸即可。

仙鹤高飞
——扩展胸腔，痛快呼吸

功 效
作 用

这套动作连贯做一遍就像一只振翅高飞的仙鹤，不仅有美感，还有扩展胸部、活动胸椎、矫正脊柱侧弯的功效。配合均匀呼吸，可以加强心肺功能，改善胸椎病引起的胸闷气短。

锻 炼
次 数

每组动作做2个8拍，每次2组动作各做1遍，每天做1~2次。

分 步
详 解

第一组动作：

动 作
顺 序

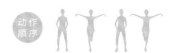

站立姿势，双脚分开与肩同宽。双腿微屈，膝盖不超过脚尖。双掌掌心相对，呈倒三角形放于腹前，双掌相距约1拳，看向前方。

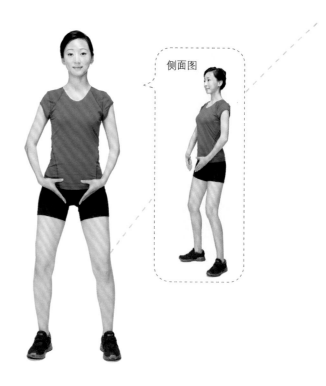

侧面图

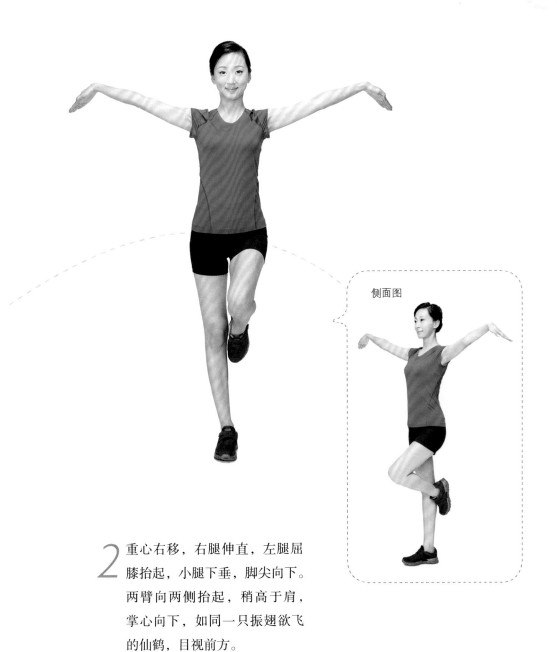

侧面图

2 重心右移，右腿伸直，左腿屈
膝抬起，小腿下垂，脚尖向下。
两臂向两侧抬起，稍高于肩，
掌心向下，如同一只振翅欲飞
的仙鹤，目视前方。

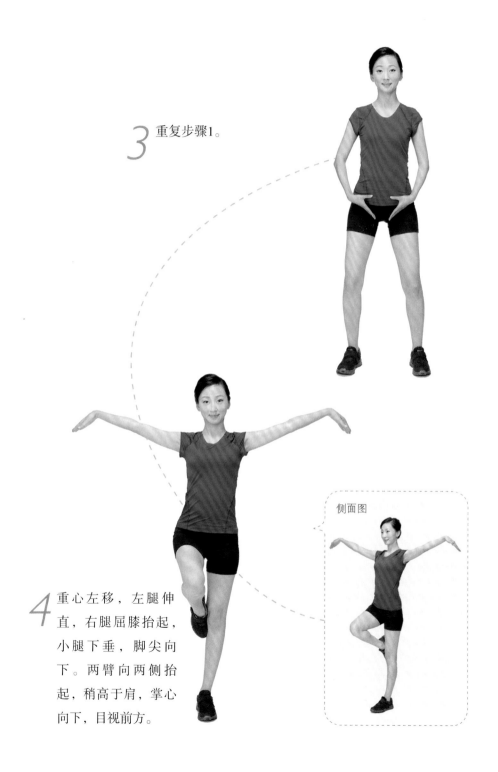

3 重复步骤1。

4 重心左移，左腿伸直，右腿屈膝抬起，小腿下垂，脚尖向下。两臂向两侧抬起，稍高于肩，掌心向下，目视前方。

侧面图

第二组动作：

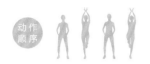
动作顺序

/ 站立姿势，双脚分开与肩同宽。双腿微屈，膝盖不超过脚尖。双掌掌心相对，呈倒三角形放于腹前，双掌相距约1拳，看向前方。

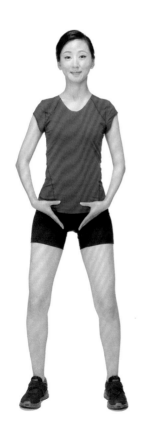

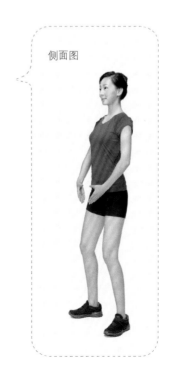
侧面图

2 重心右移，伸直右腿，左腿屈膝抬起，小腿下垂，脚尖朝下，双臂由两侧高举于头顶，掌心向外，腕部相靠，指尖向上，目视前方。

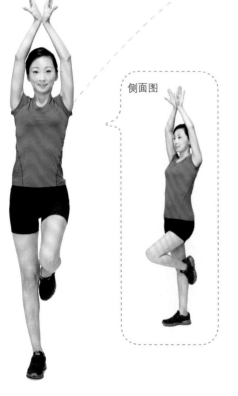

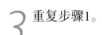

侧面图

3 重复步骤1。

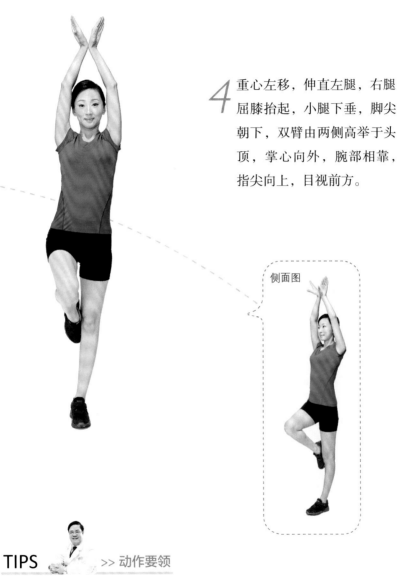

4 重心左移，伸直左腿，右腿屈膝抬起，小腿下垂，脚尖朝下，双臂由两侧高举于头顶，掌心向外，腕部相靠，指尖向上，目视前方。

侧面图

TIPS 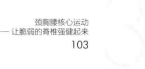 >> 动作要领

1 动作要配合呼吸，提掌时吸气，落掌时呼气。

2 双臂侧举和高举时，要举到最大幅度，将意念集中于胸部，举臂时胸部尽量扩展，落臂到微蹲姿势时尽量挤压胸部。

3 双臂侧举和高举时，速度要缓慢，动作要柔和，不要僵直摆动或快速摆动。

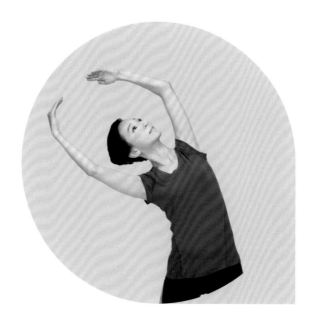

扫一下　看视频

3. 腰部核心运动

　　腰部核心运动特别适合那些腰部僵硬、疼痛的人，它也可以在一定程度上帮你预防腰椎疾病，但由于动作的幅度比较大，做的时候请量力而行，弯腰、起身、旋转身体时都要放慢速度。特别需要注意的是，空腹和刚吃饱饭时不宜做本节运动。

俯仰天地　——赶走腰肌劳损

抱球旋转　——腰腹在尽情拉伸

弯腰触足　——腰部的集中强化训练

揽月看星　——锻炼肩颈，强壮腰部

弯腰行礼　——大幅度动作，腰背不再僵硬

小猫扑蝶　——活跃全身气血，扶正脊椎

摩运扶足　——按摩让身体更加放松

俯仰天地
——赶走腰肌劳损

动作
顺序

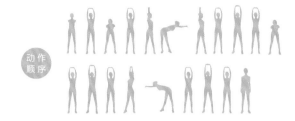

功效作用

这套动作充分伸展了腰背肌肉，可以起到灵活脊椎，强健腰背肌肉的作用。对腰肌劳损，脊背酸痛有非常好的防治效果。

锻炼次数

前后左右俯仰一遍为1组，每组动作4个8拍，每次做1~2组，每天做1~2次。

分步详解

站立姿势，双脚分开与肩同宽。双手十指交叉放在胸前，翻掌同时向上伸展双臂，双掌置于头顶上，掌心朝上。

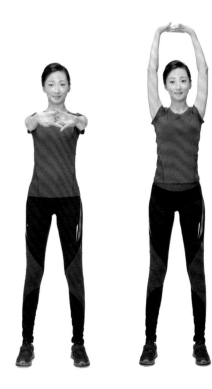

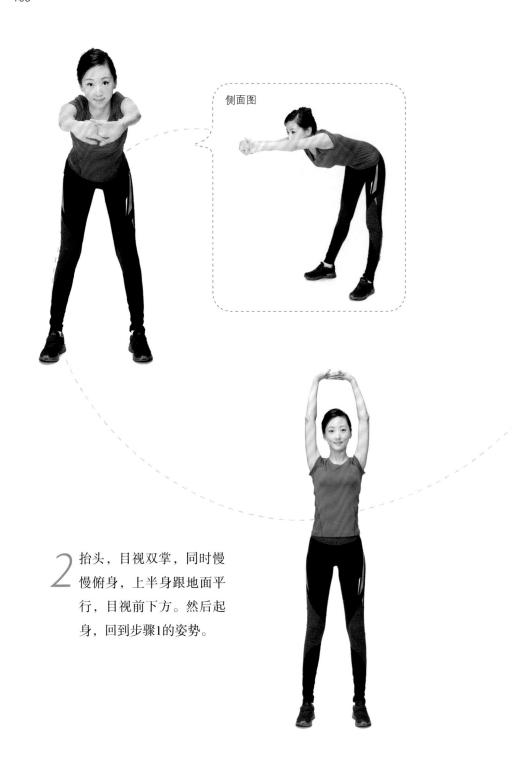

侧面图

2 抬头，目视双掌，同时慢
慢俯身，上半身跟地面平
行，目视前下方。然后起
身，回到步骤1的姿势。

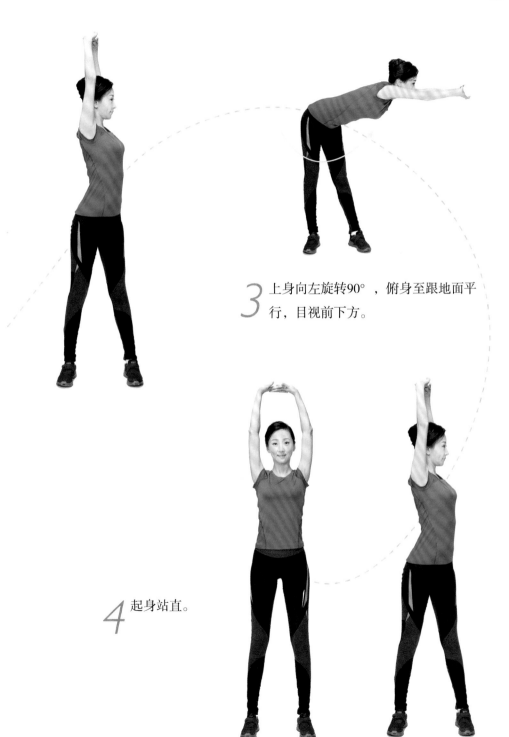

3 上身向左旋转90°，俯身至跟地面平行，目视前下方。

4 起身站直。

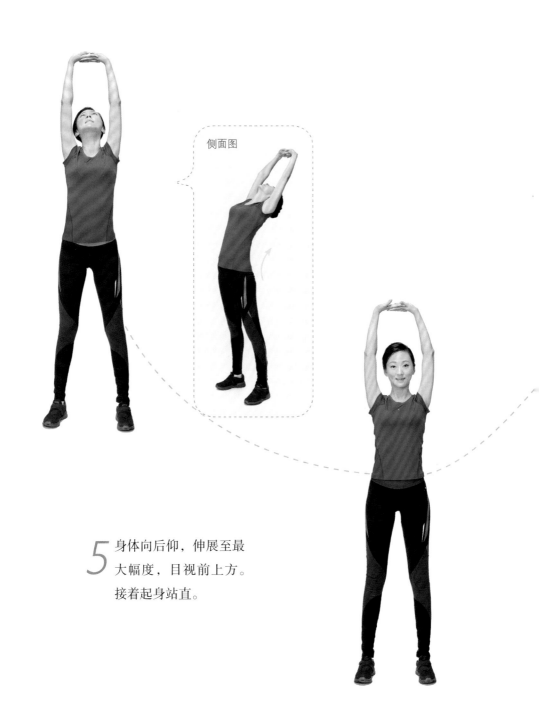

侧面图

5 身体向后仰，伸展至最大幅度，目视前上方。接着起身站直。

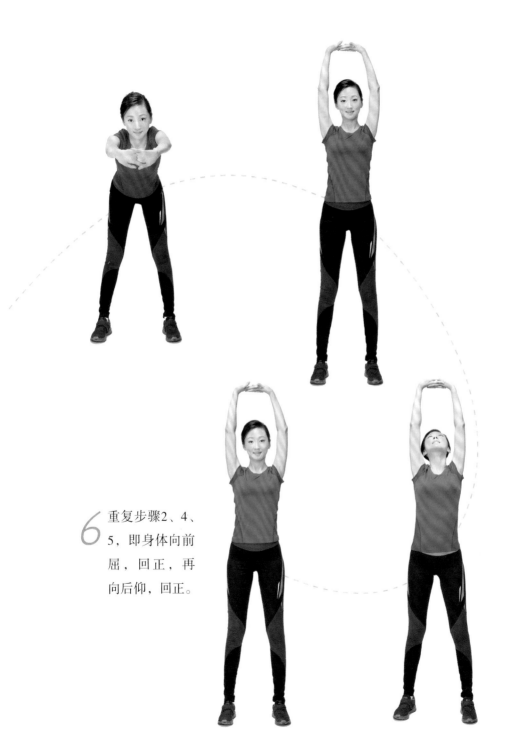

6 重复步骤2、4、
5，即身体向前
屈，回正，再
向后仰，回正。

7 上身向右旋转90°，俯身至跟地面平行，目视前下方，然后起身站直，再向后仰，伸展至最大幅度，目视前上方。接着起身站直。

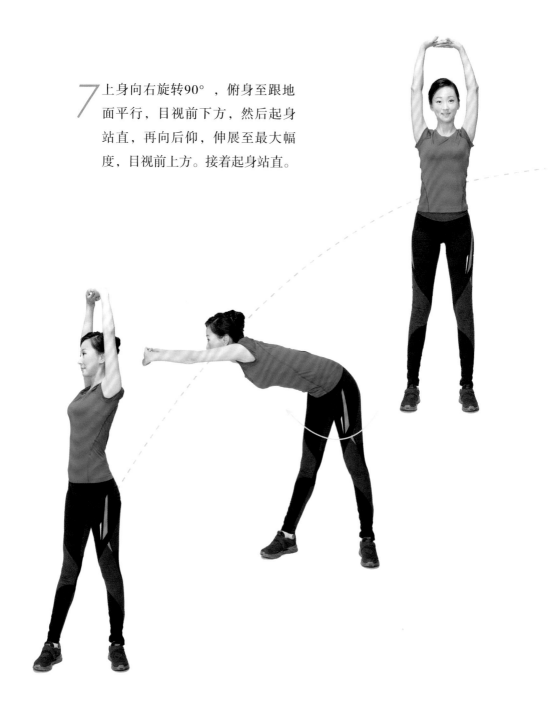

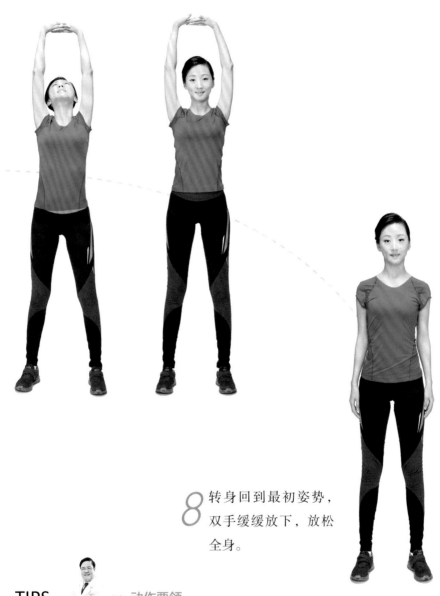

8 转身回到最初姿势，双手缓缓放下，放松全身。

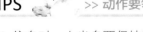

TIPS >> 动作要领

1 俯身时，上半身要保持平直，不能屈膝。

2 向左右旋转时，如果无法达到90°角，则以身体能达到的极限为准。
   同样，左右俯身时，若不能与地面平行则以身体能达到的极限为准。

3 在保持姿势时要轻柔呼吸，不要屏息。

抱球旋转
——腰腹在尽情拉伸

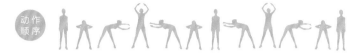

动作
顺序

功 效
作 用

这套动作活动的主要部位是腰部，同时得到锻炼的还有肩部和腹部，不仅增强了腰部肌肉的力量，促进腰部血液循环，减轻了腰部酸胀、疼痛等症状，还能在一定程度上拉开脊椎之间的距离，减轻椎间盘的压力，可有效防治腰椎间盘突出症。

锻 炼
次 数

左右各旋转一圈为1组，每组1个8拍，每次做4组，每天做1~2次。

分 步
详 解

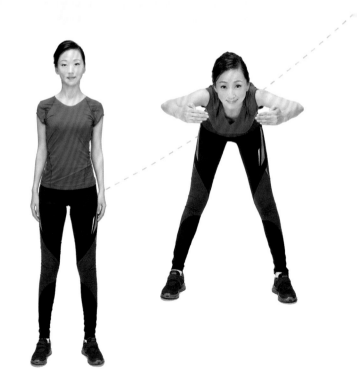

站立姿势，双脚分开约6拳距离，俯身，双手如抱大球般放在身前，目视球体。

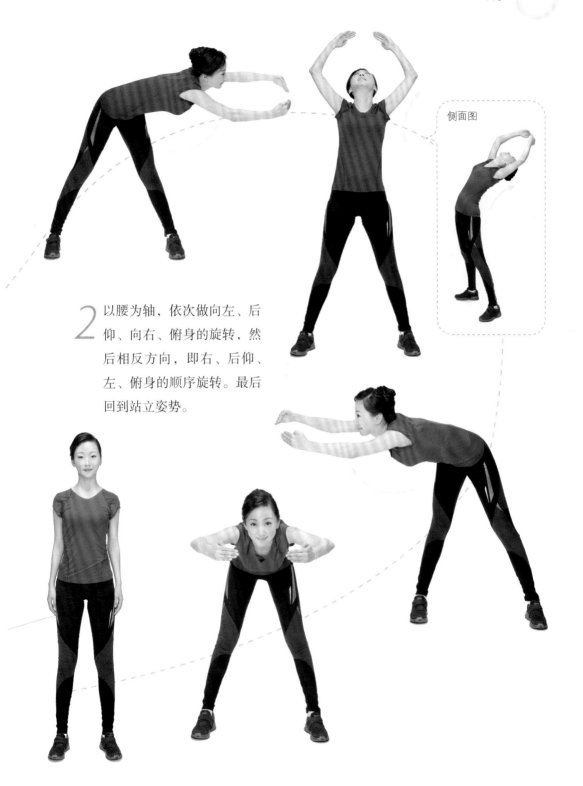

侧面图

2 以腰为轴，依次做向左、后仰、向右、俯身的旋转，然后相反方向，即右、后仰、左、俯身的顺序旋转。最后回到站立姿势。

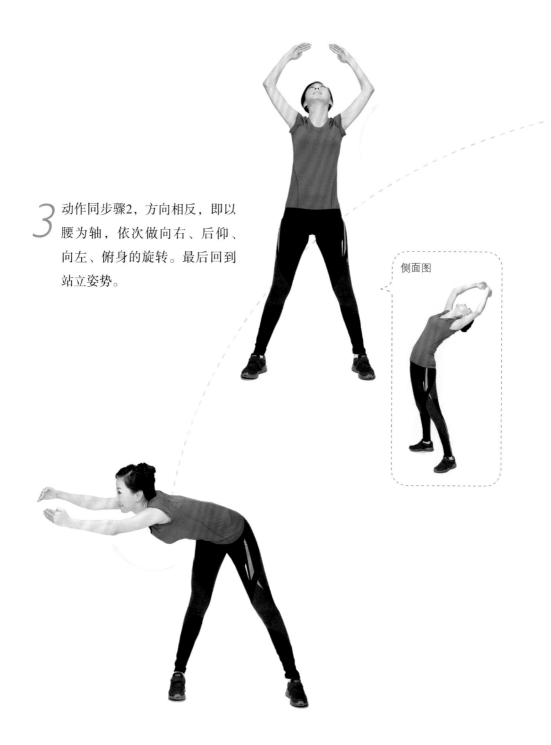

3 动作同步骤2，方向相反，即以
腰为轴，依次做向右、后仰、
向左、俯身的旋转。最后回到
站立姿势。

侧面图

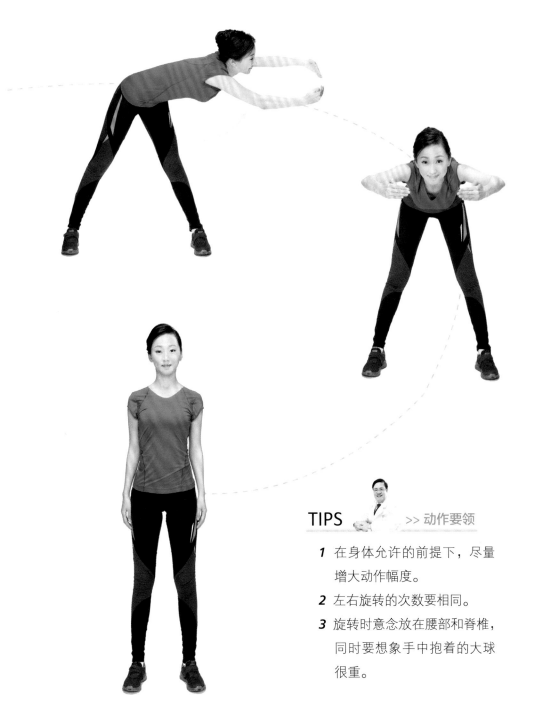

TIPS >> 动作要领

1 在身体允许的前提下，尽量
增大动作幅度。

2 左右旋转的次数要相同。

3 旋转时意念放在腰部和脊椎，
同时要想象手中抱着的大球
很重。

弯腰触足
——腰部的集中强化训练

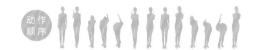

动作
顺序

功效
作用

这套动作是对腰部进行了集中的强化训练，有效锻炼了位于腰背部的竖脊肌、腹直肌和腹外斜肌，可促进腰部血液循环，还可增强身体的平衡性。

锻炼
次数

左右交替俯身为1组，每组做2个8拍，每次做2组，每天做1~2次。

分步
详解

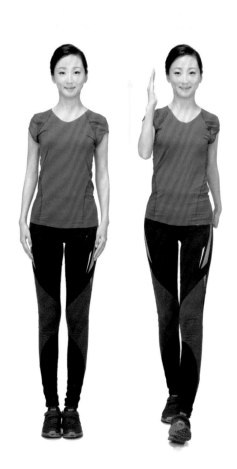

双腿并拢站好，把重心移到右腿，右腿微屈，左腿向前伸直，同时勾起左脚尖。左手摆至身后，右手成立掌放在身前。

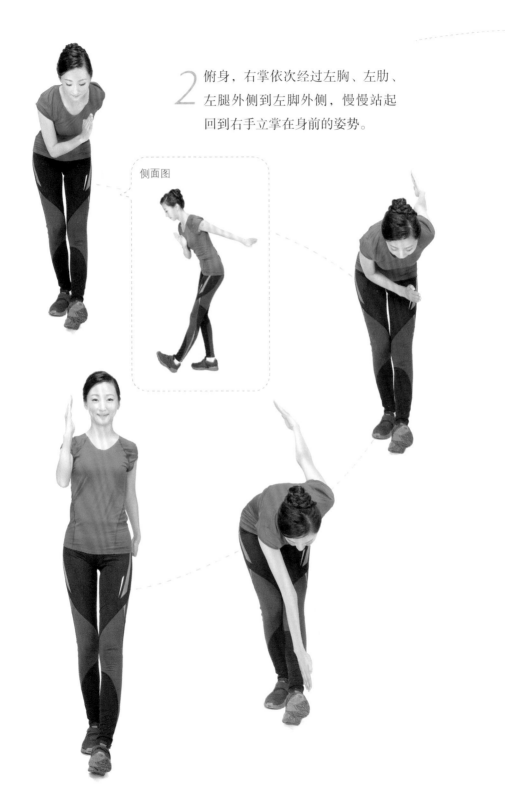

2 俯身，右掌依次经过左胸、左肋、左腿外侧到左脚外侧，慢慢站起回到右手立掌在身前的姿势。

侧面图

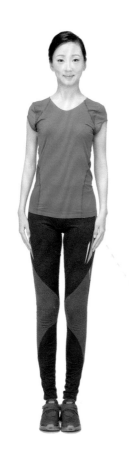

3 双腿并拢，站直，左腿缩回并
微屈，换右腿向前伸直，勾起
右脚尖。右手变勾摆至身后，
左手成立掌在身前。

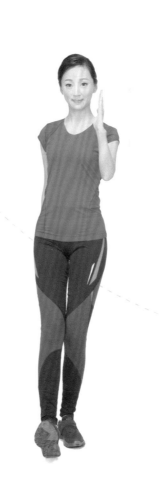

 TIPS >> 动作要领

1 身体向前屈时，背部尽量保持平
直，这样可以将动作的焦点集中
在腰部。

2 动作要缓慢轻柔，弯腰时呼气，
起身时吸气。

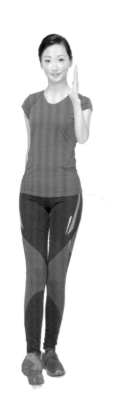

4 俯身，左掌依次经过右胸、右肋、右腿外侧到右脚外侧，慢慢站起回到左手立掌在身前的姿势。

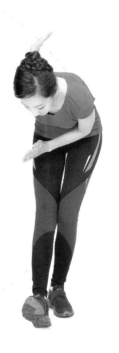

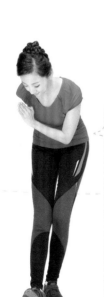

侧面图

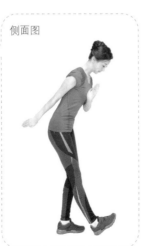

揽月看星

——锻炼肩颈，强壮腰部

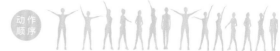

动作
顺序

功效
作用

这套动作活动了肩部、颈部和腰部，不仅能增强了这些部位脊椎的灵活性，改善了肩颈酸痛、手臂麻木、腰腿疼痛的症状，在揽月的过程中还按摩了肾脏，具有延缓衰老的功效。

锻炼
次数

左右交替转身1次为1组，每组2个8拍，每次2组，每天做1~2次。

分步
详解

站立姿势，双脚分开与肩同宽。双臂向两侧抬起，略高于肩，手掌伸直，掌心向下。

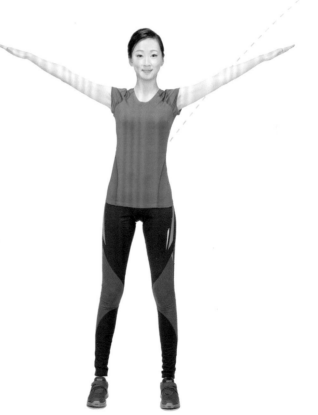

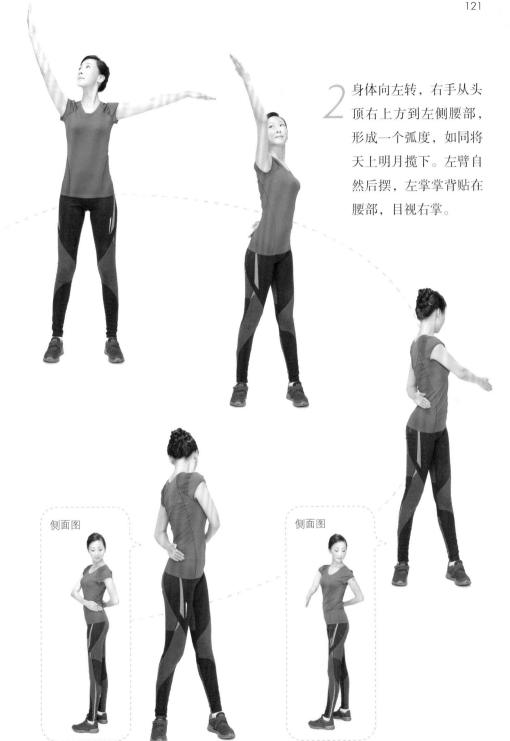

2 身体向左转，右手从头顶右上方到左侧腰部，形成一个弧度，如同将天上明月揽下。左臂自然后摆，左掌掌背贴在腰部，目视右掌。

侧面图

侧面图

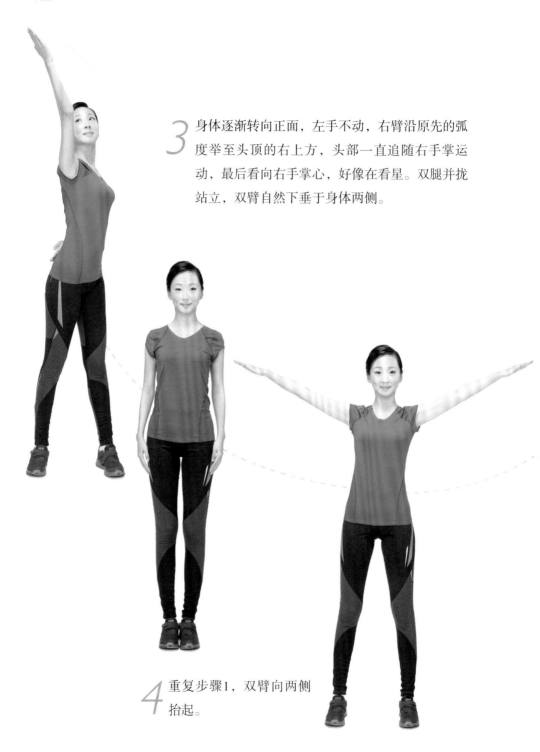

3 身体逐渐转向正面，左手不动，右臂沿原先的弧度举至头顶的右上方，头部一直追随右手掌运动，最后看向右手掌心，好像在看星。双腿并拢站立，双臂自然下垂于身体两侧。

4 重复步骤1，双臂向两侧抬起。

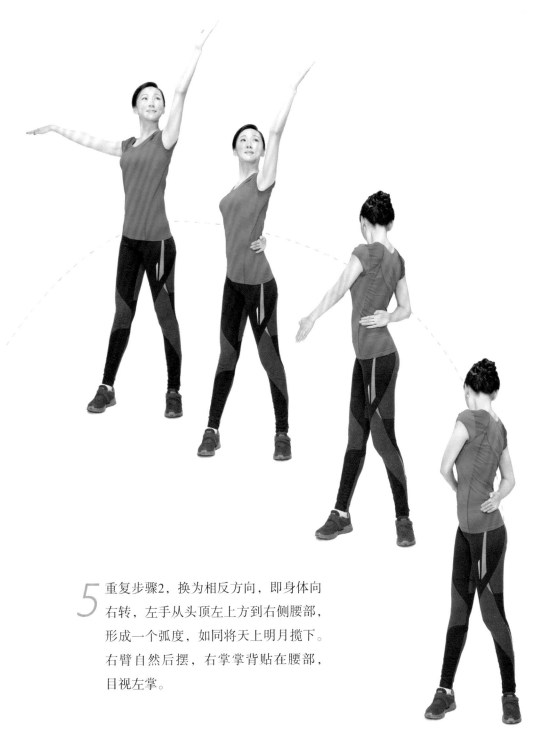

5 重复步骤2，换为相反方向，即身体向右转，左手从头顶左上方到右侧腰部，形成一个弧度，如同将天上明月揽下。右臂自然后摆，右掌掌背贴在腰部，目视左掌。

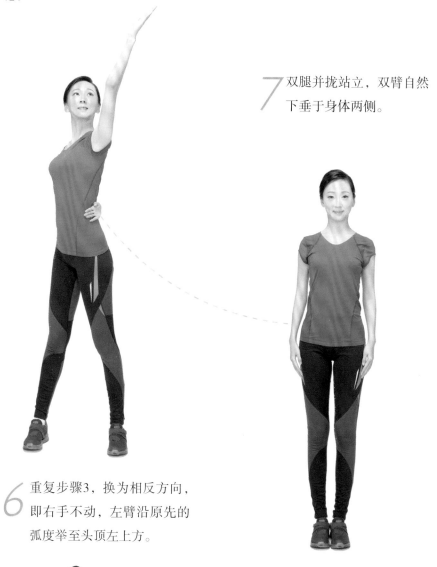

7 双腿并拢站立，双臂自然
下垂于身体两侧。

6 重复步骤3，换为相反方向，
即右手不动，左臂沿原先的
弧度举至头顶左上方。

TIPS　　>> 动作要领

1 转身动作以腰部引领肩部运动，再以肩部引领手臂揽月。

2 运动时保持均匀呼吸，不要屏息。

3 转身幅度要在身体允许的前提下做到最大角度。

4 目视掌心时，要注意收腹。

弯腰行礼
——大幅度动作，腰背不再僵硬

动作顺序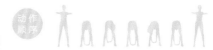

**功 效
作 用**

这套动作通过弯腰、转头强化了腰背肌肉的力量，以及腰椎和颈椎关节的灵活性，同时促进全身的血液循环，做完后身体非常舒适轻松，就像享受了一次全身按摩。

**锻 炼
次 数**

以屈体的状态，左右旋扭为1组，每组做2个8拍，每次做2组，每天做1~2次。

**分 步
详 解**

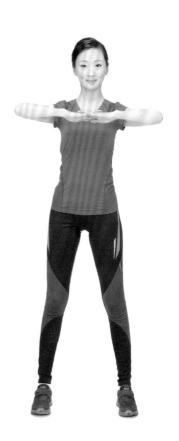

站立姿势，双脚分开与肩同宽。双手在胸前十指交叉，翻掌，掌心向下。

2 以腰为中心，上半身前屈与地面平行，双掌尽量靠近地面，抬头，目视前方。

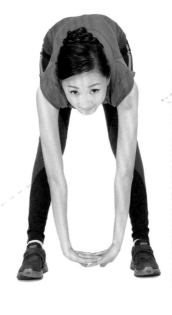

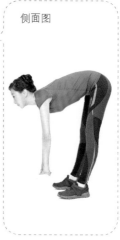

侧面图

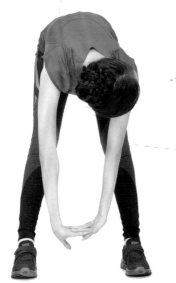

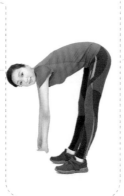

侧面图

3 头向左后转，同时，臀部向左前方扭转，目光落在臀部尾骨末端。

4 回到步骤2的姿势。

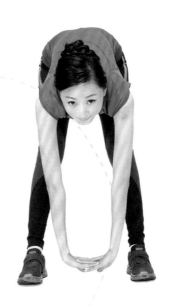

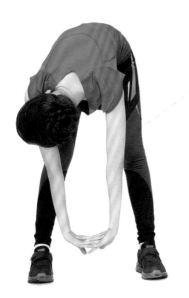

5 头向右后转，同时，臀
部向右前方扭转，目光
落在臀部尾骨末端。

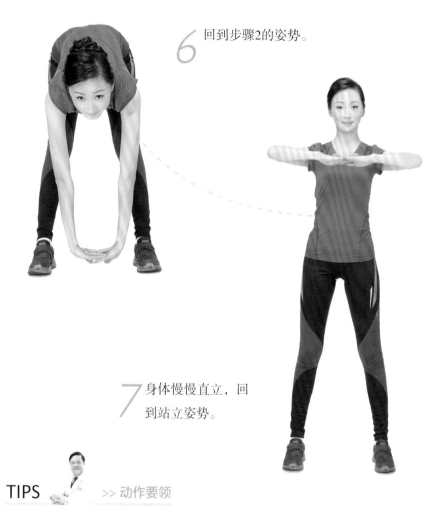

6 回到步骤2的姿势。

7 身体慢慢直立，回
到站立姿势。

TIPS >> 动作要领

1 这套动作幅度非常大，对于颈椎病、高血压患者，以及年老体弱者、
身体柔韧度不佳的人比较困难。因此，前屈时双掌可以停在膝或膝
以上的位置即可，以身体舒适为准。头和臀部的转动也以身体极限
为准，动作一定要轻柔缓和。

2 头和臀部的转动是同时进行的，注意该动作的协调性。

3 保持均匀呼吸，不要屏息。

小猫扑蝶
—— 活跃全身气血，扶正脊椎

动作顺序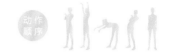

功效作用
这套前后伸展的动作，可有效增强脊椎关节的灵活度和柔韧度，还可以帮助变形的脊椎恢复至正常的生理弧度。同时，它还能增强腰部肌肉力量，活跃全身气血，对腰肌劳损、习惯性腰扭伤有一定的防治作用。

锻炼次数
完整做完从步骤1到步骤4的动作为1组，每组1个8拍，每次做4组，每天1~2次。

分步详解

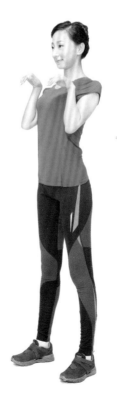

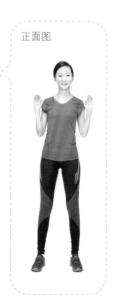

正面图

站立姿势，双脚分开与肩同宽，五指并拢，手掌微屈，提至肩部前方。

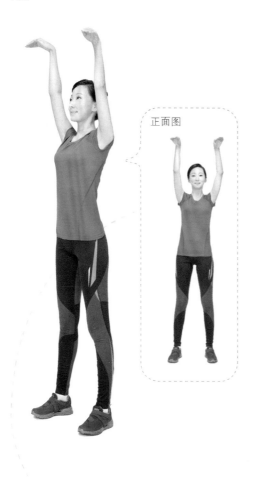

正面图

2 站直，双掌依次向上、
向前伸展，手掌微屈，
双臂伸直，掌心向下，
目视前方。

3 双臂向前，上身前屈，约
与地面平行，做猫状，目
视前方，双腿伸直。

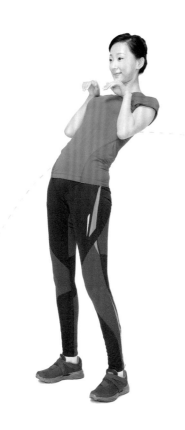

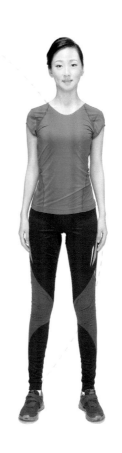

4 身体慢慢挺直，接着身体向后仰，双手提至肩部前方，然后恢复至站立姿势。

TIPS >> 动作要领

1 整套动作要连贯，一气呵成，保证每根脊椎都能得到充分的拉伸。

2 速度和动作幅度要视身体条件而定，体弱、颈椎病、腰病患者做这套动作时，动作要缓慢，且幅度要小一些。膝关节有问题的人，腿微屈的幅度要更小一些。

3 步骤3中扑向前的动作可以用力，速度加快。

摩运扶足
——按摩让身体更加放松

动作
顺序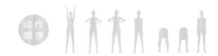

**功 效
作 用**

这套动作通过挤压、拉伸脊椎肌群的方式，能起到加强脊椎肌群力量和柔韧性的作用，从而可以缓解背部、腰部容易出现的疲累、酸胀症状。这个动作轻柔地按摩了位于腰部的肾、肾上腺、输尿管等器官，可以改善了这些器官的功能。

**锻 炼
次 数**

左右手交替扶足为1组，每组1个8拍，每次4组，每天锻炼2~3次。

**分 步
详 解**

1 站立姿势，双脚分开与肩同宽，站直。手臂上举，掌心朝外。下巴微收，目视前方。

2 旋转手臂使掌心相对。之后屈肘，掌心向下，指尖相对。继续翻转手掌，指尖向下，双手贴近身体从腋下缓缓滑至后背，手掌按压在脊柱两侧的肌肉上。

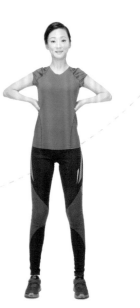

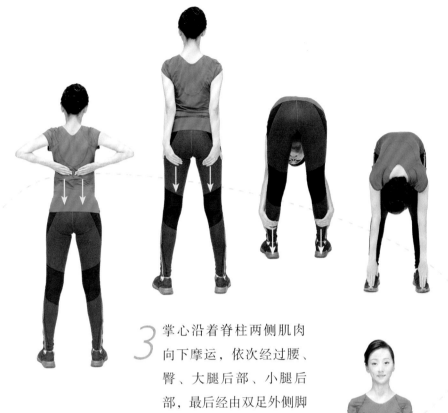

3 掌心沿着脊柱两侧肌肉
向下摩运，依次经过腰、
臀、大腿后部、小腿后
部，最后经由双足外侧脚
踝指尖落在足面。

TIPS >> 动作要领

1 摩运时切忌用力过猛，以肌肉微
微发热为宜。

2 摩运时要保持双膝关节挺直。身
体向下时放松肩膀、腰部，向上
时由手臂带动上身挺直。

3 如果身体柔韧度较差，手无法扶
足，可虚扶双膝或小腿，总之做
到最大幅度的伸展即可。

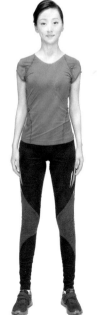

4 由双臂带领身体慢慢直
立，回到站立姿势。

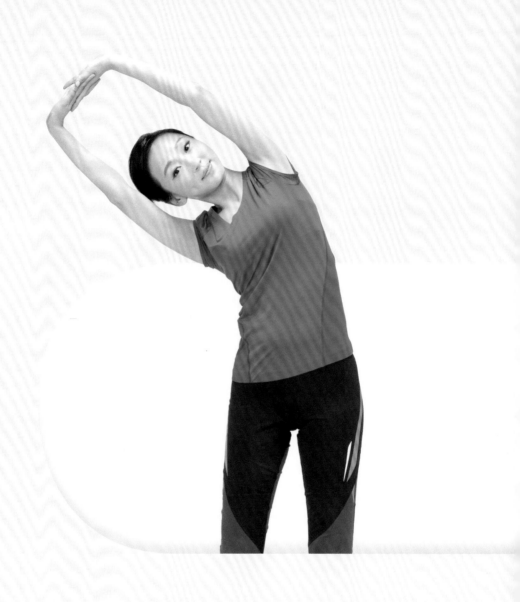

CHAPTER

运动前后，别忘了拉伸

　　拉伸，是非常好的脊椎修护方法，可以扩大关节的活动范围，让脊椎强韧有力。本章介绍的拉伸运动都很简单。在运动后做它，可以舒缓身体，放松肌肉。但如果要用它来热身，在运动前做，最好先原地慢跑一会儿，让身体暖起来，这样拉伸起来效果更好。

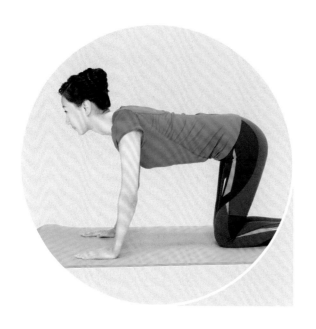

1. 平躺拉伸动作

　　本节中的动作都需要躺着进行，你可以在床上做，也可以在瑜伽垫上做。在床上做时要注意，床不能太软，因为在软床上做运动很难找到支撑点，动作也很难做标准。如果是在瑜伽垫上做，瑜伽垫不能太薄，不然跪在垫子上，膝盖会痛。

　　拉伸时注意以"感到轻微疼痛"为标准，每个动作坚持15~30秒。

"一字形"全身伸展运动　——伸个痛快的懒腰

"朝圣式"肩关节拉伸运动　——促进周身血液循环

"蛇姿势"腰腹伸展运动　——打败酸痛

"猫姿势"背部拉伸运动　——舒缓脊椎的每个关节

背部蜷缩运动　——让颈部、腰部肌肉更强健

"一字形"全身伸展运动

——伸个痛快的懒腰

**功 效
作 用**　这组动作可让全身各个部位得到舒展，特别是脊椎，可缓
解由长时间保持一个姿势引起的肌肉酸痛。

**锻 炼
次 数**　步骤1到步骤3完整做完为1组，每次做1~2组，每天早起后
像伸懒腰一样做1次。

**分 步
详 解**

平躺在垫子上，双臂伸展于头上方，十
指交叉，掌心朝外。双腿并拢伸直。呼
气，双手用力向上拉，同时双腿尽力向
下伸，脚尖绷直，让身体得到最大程度
的伸展。保持姿势15~30秒。

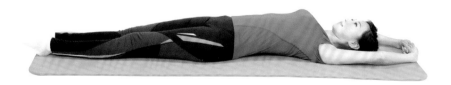

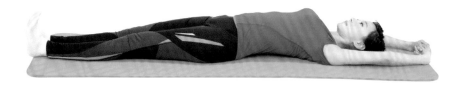

2 吸气，双臂保持不动，双脚脚尖往回勾，感到腿部后侧肌肉在舒展。
保持姿势15~30秒。

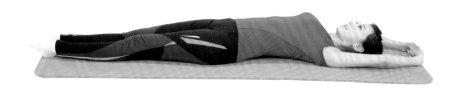

3 重复步骤1。

TIPS　　>> 动作要领

1 在保持拉伸的姿势时，要保持均匀的轻柔呼吸，不要屏息。

2 拉伸时左右手在同一高度，切忌一高一低。

"朝圣式"肩关节拉伸运动
——促进周身血液循环

功 效
作 用　这组动作可舒展肩关节、腰背部和骨盆，能缓解久坐引起
的肩、背部僵硬，促进周身血液循环。

锻 炼
次 数　从步骤1到步骤3完整做完为1组，每次做3组，每天做
1~2次。

分 步
详 解

跪立姿势，双手向前放在垫
子上，呈跪趴姿势。背部挺
直，与地面平行，双臂展开
与肩同宽，双腿并拢。

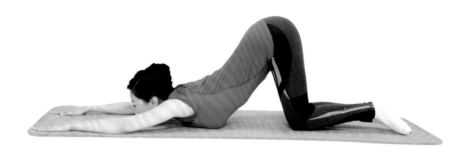

2 呼气，臀部后移，腰部尽量向下压，以胸部和下巴贴近地面。双臂向前伸直。

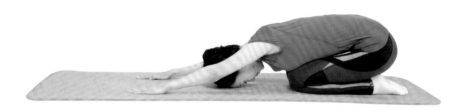

3 接着臀部继续后移，坐在脚上，上半身继续下压，让额头和胸部贴近地面。保持姿势15~30秒。

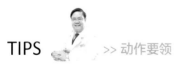

TIPS   >> 动作要领

1 跪趴时，保持肩背平直，不要含胸。

2 下压身体时，尽量让胸部、额头和下巴贴近地面，达到身体极限。双臂向前伸时，肘关节不能弯曲。

3 如果感到腿部疼痛，可以采取站立姿势，将双臂放在桌子上下压，也可以达到伸展肩关节的目的。

"蛇姿势"腰腹伸展运动
——打败酸痛

**功 效
作 用**　这组动作可以舒缓腰腹的肌肉，可缓解因久站、久坐引起
的腰痛。

**锻 炼
次 数**　从步骤1到步骤3完整做完为1组，每次做3组，每天做
1~2次。

**分 步
详 解**

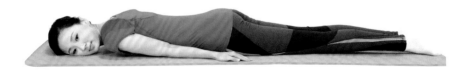

俯卧在垫子上，双臂放在身体两侧，掌心向下。

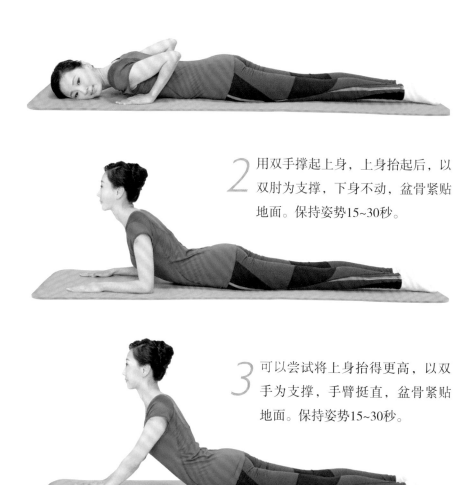

2 用双手撑起上身，上身抬起后，以双肘为支撑，下身不动，盆骨紧贴地面。保持姿势15~30秒。

3 可以尝试将上身抬得更高，以双手为支撑，手臂挺直，盆骨紧贴地面。保持姿势15~30秒。

TIPS 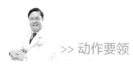 >> 动作要领

1 做"蛇姿势"时保持呼吸均匀，不要屏息。

2 上身抬起的幅度应根据自身情况而定，如果抬起时感到疼痛，应立即停止。

"猫姿势"背部拉伸运动
——舒缓脊椎的每个关节

功 效
作 用

这组动作可以将身体的重量分散到四肢上，给脊椎减负，让脊椎的每个关节和周围的肌肉都得到放松，可有效缓解腰背酸痛，并促进脊柱的灵活性。

锻 炼
次 数

完成步骤1到步骤3的动作即为完成1组动作，每次做1~2组，每天睡前做一次。

分 步
详 解

跪姿，双腿稍分开，双手向前放在垫子上，背部挺直，与地面平行，双臂打开与肩同宽，呈跪趴姿势，目视下方。

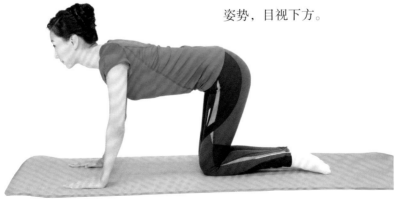

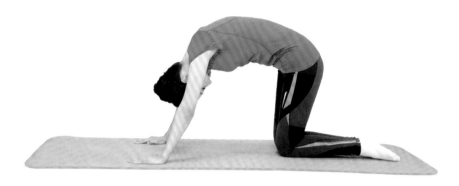

2 吸气，最大幅度地向上拱曲脊背，看向自己的肚脐，保持姿势10~15秒。

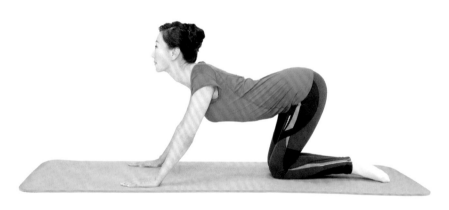

3 随后呼气，最大幅度地下塌脊背，看向前上方。保持姿势10~15秒。

TIPS 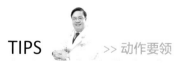 >> 动作要领

1 拱背和塌背时，要想象背部的每一个关节都在舒展。

2 保持姿势时，要轻柔、均匀地呼吸。

背部蜷缩运动——
让颈部、腰部肌肉更强健

动作
顺序

**功 效
作 用**
这组动作可锻炼从颈部到腰部的每一个关节，增强脊柱的
柔韧性和灵活性，增加腰背肌肉的力量。

**锻 炼
次 数**
完成步骤1到步骤3的动作即为完成1组动作，每次6~8组，
每天锻炼2次。

**分 步
详 解**

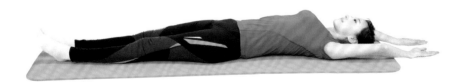

平躺姿势，双臂伸直，放在头部两侧，掌心向上。双腿并拢并伸直，
双脚脚尖回勾。

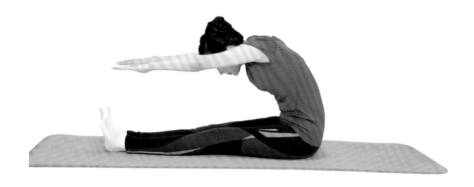

2 用腰腹的力量抬起上身，双手努力前伸，低头，腰部呈蜷缩状。

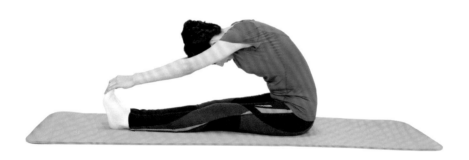

3 呼气，同时下压身体，继续低头，双手轻触脚尖。

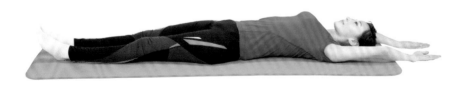

从腰部开始，将脊椎一节一节抬起，直到抬起上身，再慢慢回到平躺的姿势。

如果完成蜷缩动作有困难，那么可以
借助弹力带来进行背部蜷缩。动作如下：

分 步
详 解

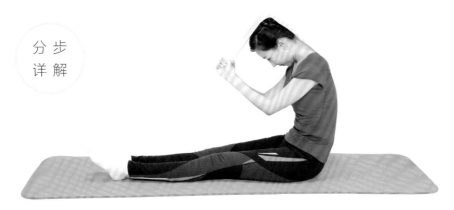

将弹力带放在垫子上，平躺在弹力带上。弹力带一边放在脚跟，另一
边用双手抓住。抬起上身，利用弹力带的力量蜷缩腰背。

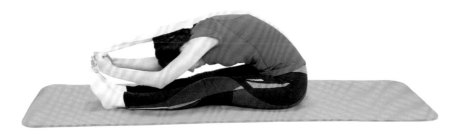

2 呼气，上身下压，利用弹力带让身体进行最大程度的弯曲。

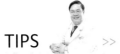 TIPS　>> 动作要领

1 抬起上身时，下巴不要前伸。

2 如果腰背有伤，不要进行这个动作。

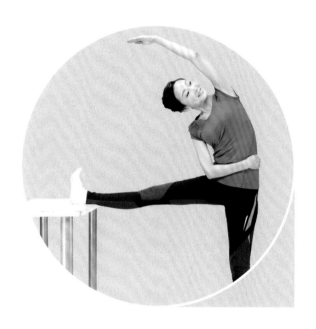

2.站立拉伸动作

　　站立拉伸时，为防止受伤，动作一定要慢，要量力而行，和平躺拉伸一样，每个动作要以"感到轻微疼痛"为标准，坚持15~30秒。拉伸时，要将注意力集中在要伸展的部位，会事半功倍。

单手托天　——强健肩颈，排出胃内浊气
体侧拉伸　——跟扭曲的脊椎说再见
压腿　——拉伸髋关节，腰腹也受力

单手托天
—— 强健肩颈，排出胃内浊气

动作
顺序

功效
作用

这组动作可以锻炼肩关节，可在一定程度上防治肩颈疾病。
并让腰、腹得到拉伸，排出胃里的浊气，缓解胃胀。

锻炼
次数

左右举臂1次为1组，每次3组，久坐或保持一个姿势40分
钟~1小时即可做一次，每天可锻炼多次。

分步
详解

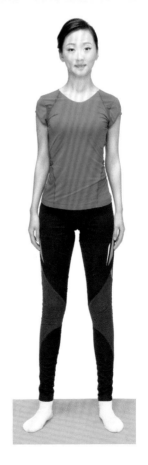

站直，双脚分开略比
肩宽。

2 右臂屈肘，手背贴在腰部。同时向上举左臂，掌心朝天，如同托天一般。抬头，看向手背。保持姿势10~15秒。

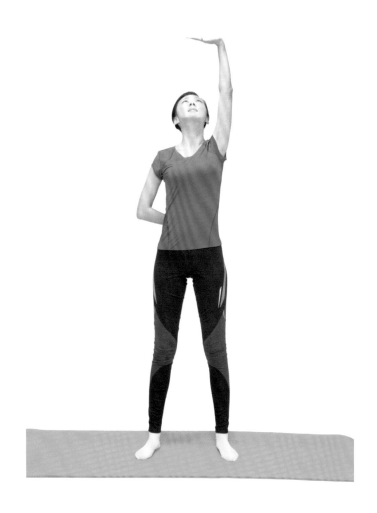

3 重复步骤2，换为左臂屈肘，右
臂上举。保持姿势10~15秒。

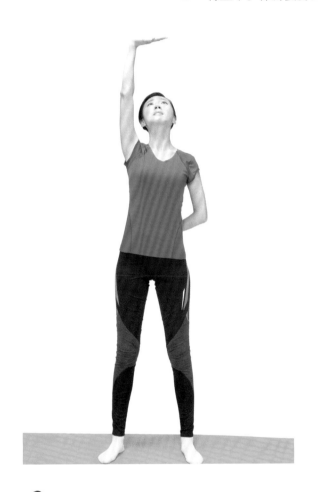

TIPS >> 动作要领

1 上举手臂的同时抬头，目光随手掌的移动而移动。

2 上举手臂时，应感到肩颈部位肌肉酸胀，胸部舒展，呼吸顺畅。

体侧拉伸
——跟扭曲的脊椎说再见

动作
顺序

功 效
作 用

这组动作让肋骨间和身体侧部的肌肉得到舒展，并让脊椎
得到充分伸展，减轻因久坐、久站造成的脊背酸痛。

锻 炼
次 数

左右侧屈1次为1组，每次做3组，久坐或保持一个姿势40
分钟~1小时即可做一次，每天可锻炼多次。

分 步
详 解

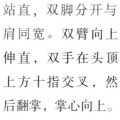

站直，双脚分开与
肩同宽。双臂向上
伸直，双手在头顶
上方十指交叉，然
后翻掌，掌心向上。

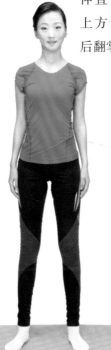

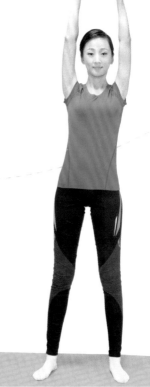

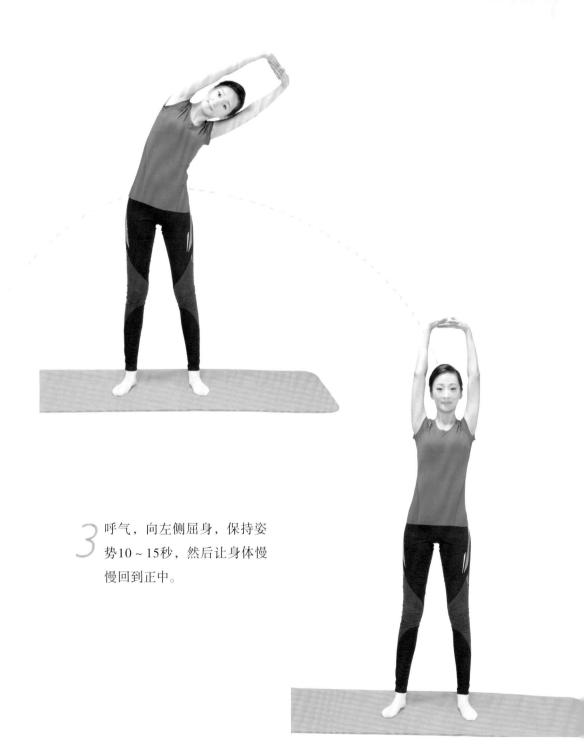

3 呼气，向左侧屈身，保持姿
势10~15秒，然后让身体慢
慢回到正中。

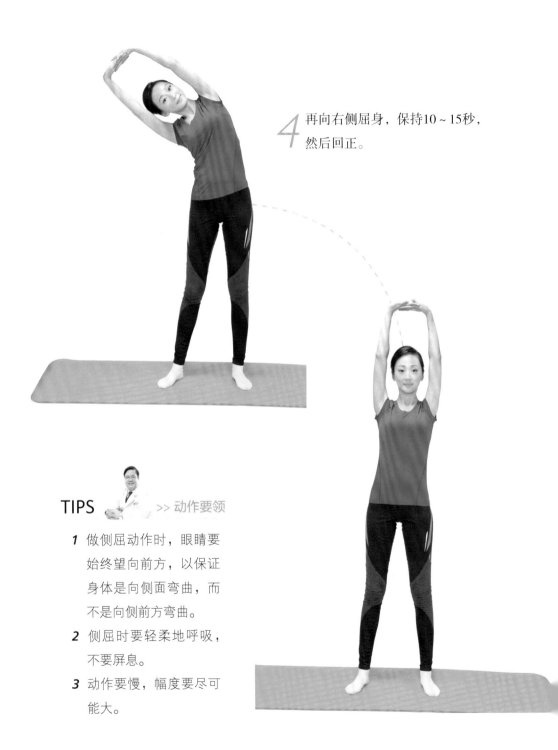

4 再向右侧屈身，保持10~15秒，然后回正。

TIPS >> 动作要领

1 做侧屈动作时，眼睛要始终望向前方，以保证身体是向侧面弯曲，而不是向侧前方弯曲。

2 侧屈时要轻柔地呼吸，不要屏息。

3 动作要慢，幅度要尽可能大。

压腿
——拉伸髋关节，腰腹也受力

动作
顺序

功 效
作 用

正压腿锻炼了髋关节的柔韧性和灵活性，也拉伸了腿部肌肉、腰腹肌肉。

锻 炼
次 数

左右腿各压一次为1组，每次3组，每天压腿2次。

分 步
详 解

双腿并拢站直。
双手自然放于身
体两侧。

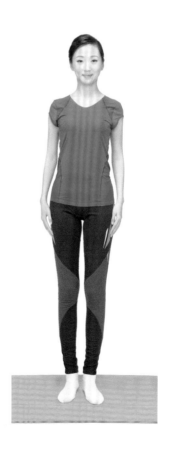

2 右腿抬起放在高台上，脚尖勾起。挺
直腰背，收紧髋部。上身向侧前方
屈，压腿15~30秒，回到站立姿势。

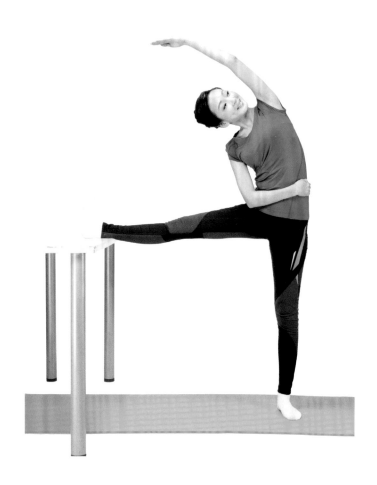

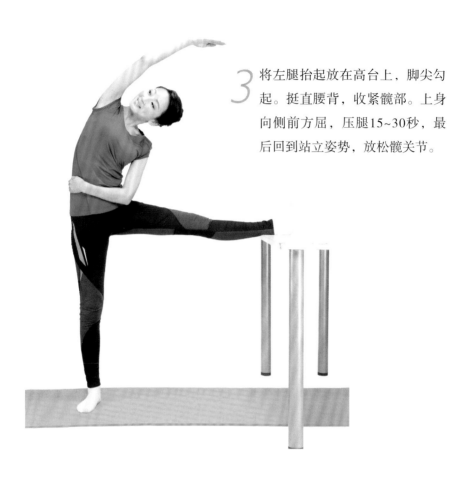

3 将左腿抬起放在高台上，脚尖勾起。挺直腰背，收紧髋部。上身向侧前方屈，压腿15~30秒，最后回到站立姿势，放松髋关节。

TIPS >> 动作要领

1 刚开始练习时，高台的高度应以腿抬起后不超过髋关节为佳，两腿约呈45°角，不可过高，以防止髋关节拉伤。3个月后，可适当提高高度，以髋关节不感到酸痛为宜。

2 压腿时，可逐渐增大身体前屈的幅度。如果觉得侧身压腿很困难，也可以正对要压的那条腿，尝试用手指轻触脚尖。

3 压腿时频率不易过高，要慢慢地数节拍。

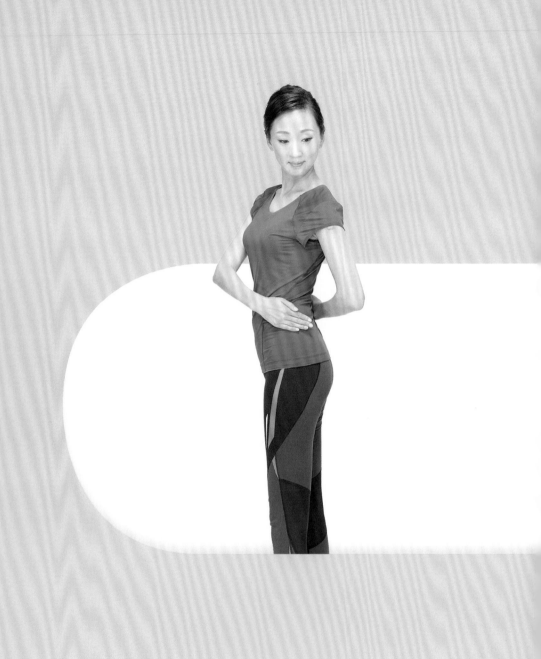

5

CHAPTER

修护脊椎的小帮手

我们也可以购买一些有助于脊椎健康的小物件，通过它们修护脊椎。但是，把所有希望都寄托在这些小物件上是不现实的，即使买了最先进最昂贵的产品，并认认真真地按照说明书的要求使用它们，你仍要努力让自己保持正确的坐卧立行姿态，坚持做颈胸腰核心运动。

· 颈枕

　　许多上班族被颈椎病困扰，为了缓解颈部不适，我们可以备一些小工具。比如，颈枕。

　　人的颈椎在正常状态下呈现出弧状弯曲，但这种生理弧度会由于我们对脊椎的保护不周而发生变形，致使头部和身体之间的神经、血管、脊髓受到压迫和损害，造成脊椎病。而颈枕其实是通过在脖子周围垫入枕头，保护颈椎的生理曲度。使用颈枕是预防和治疗颈椎病最便利的方式。

　　颈枕种类繁多，有智能按摩颈枕，也有珍珠棉颈枕、记忆棉颈枕、乳胶颈枕，还有传统的荞麦养生颈枕，现在最常见的是记忆棉颈枕。不同材质的颈枕材质，外形和结构不同，保健功能也不一样。智能按摩颈枕通过在枕头里安置按摩仪器来对颈部、头部进行按摩，保护颈椎；记忆棉、珍珠棉颈枕则通过舒适、柔软的材质来让颈部得到放松。

　　选择颈枕的时候，应该从材质入手。记忆棉颈枕是用太空记忆海棉制作的，具有慢回弹的特性，和乳胶颈枕相比，记忆棉颈枕虽然硬一些，但却能更好地形成与人体头、颈固有特点相适的形状，让肩、颈部肌肉得到放松。

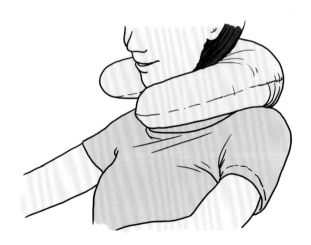

此外，记忆棉颈枕还能够吸收冲击力，避免耳廓受到压迫，减少发生落枕的概率，给在办公室休息的你提供安全保障。

· 颈托

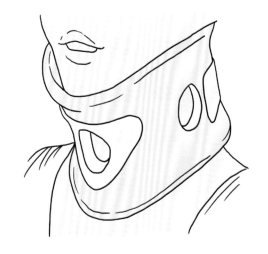

对急性颈椎病和交感神经型颈椎病患者来说，减少颈椎压力已不足以缓解病痛。他们需要依靠更加专业的"小帮手"，比如，颈托。

颈托要被固定在患者的颈部。它能帮助患者矫正颈部位置，减轻颈部压力，让颈部肌肉得到放松，疼痛得到缓解。

在颈椎手术之后佩戴颈托，能减轻手术局部和邻近部位创伤性反应。这是因为，佩戴上颈托，人的颈部活动将受到限制，这对骨融合和患部软组织的愈合大有好处。同时，它还能减少脊髓、神经根、血管受到的刺激，帮助患者尽早康复。

在施行颈椎手术之前，颈托多被用来为手术创造条件，为术后采取固定、制动等措施做准备。所以，还是要根据医生的建议来决定每天佩戴多长时间，而不要自作主张。这是因为佩戴颈托的时间过长也会对身体造成伤害，引起背部肌肉萎缩、关节僵硬等症状。

· 腰围

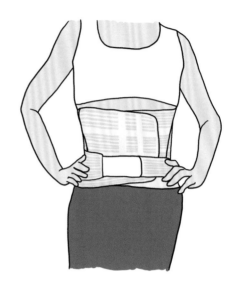

腰围作为一种辅助治疗器具，可以帮助腰椎病患者，乃至骨伤科患者缓解痛苦。

腰围的主要作用是制动和保护患者，因为它可以在一定程度上限制患者腰椎的活动量和活动范围（对腰椎的前屈具有明显的限制作用），为损伤组织的修复创造一个良好的环境。

除此之外，腰围还可以作为外用辅助工具，加强腰椎的稳定性，因为它通过特殊的构造代偿腰椎间盘组织蜕变所导致的腰椎失稳，让患者的腰椎变得稳固。因此，在腰椎病的治疗过程中，医生常常会让患者在一段时间的卧床休息或牵引治疗开始后，在下地活动时必须佩带腰围，以保护他们的患部，防止腰椎再次受伤，并巩固前期的治疗效果。

虽然腰围可以保护患者的腰椎，但由于它牢牢围在患者腰部，会对患者的腹腔产生一定的压力，而腹腔内压力的升高也会对脊椎与椎间盘产生影响。因此，在佩带腰围的时候，一定要注意佩带的时间和方式，避免过度依赖腰围。

>> 小贴士

应该认识到，腰围的固定和保护作用是有限的，只有掌握正确的使用方法并严格控制使用时间，才能让腰围尽可能发挥出辅助治疗的作用。

• 背背佳

不良的身姿、伏案过久、负重过大都会让脊椎状态失衡，造成含胸低头、弯腰驼背、近视、长短腿、肩不齐等状况。

背背佳作为一种矫正青少年身形、维持脊椎正常生理曲线的产品备受大家欢迎，它不仅可以让青少年拥有健康、挺拔的好身形，还可以让长期站立、久坐伏案、相同姿势保持过久的上班族在一定程度上减少腰背肌肉疲劳，缓解肩酸背痛，防治脊椎不正等疾病。

背背佳是根据"三维力系"矫姿法，遵循人体生物力学中"脊椎三维整体活动模式"的整体稳定性特点研制而成的。使用者要根据自己的身高、腰围来选择规格型号，佩带后可以感受到肩前区、脊椎区和腰腹区三个受力面的压力和拉力。

一般而言，背背佳多穿戴在内衣的外面，要将腹部腰带置于肚脐部位，将粘贴式尼龙搭扣压实，达到最大拉力状态。正常情况下，坚持使用背背佳2~4个月，即可让人拥有挺拔健美的身形，在身形恢复后即可停止使用。但初次使用者一定要注意佩带时间不宜过久，每天1~2小时即可，在身体逐渐适应之后再延长佩带时间，另外，从安全角度考虑，睡眠时不宜佩带背背佳。

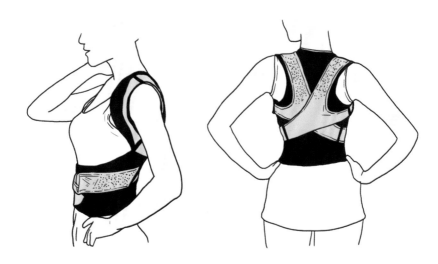

颈胸腰核心运动索引

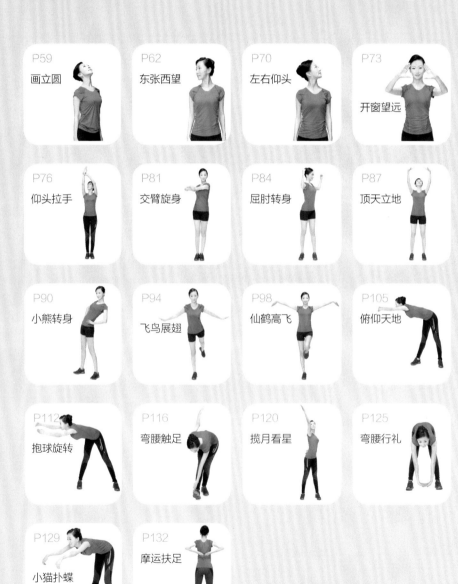